— 临床护理健康教育指导丛书 —

漫话神经外科疾病

主　审　吴欣娟　李继平

总主编　蒋　艳　唐怀蓉

主　编　陈茂君　樊朝凤

副主编　刘闻捷　段丽娟　崔文耀

编者（按姓氏笔画排序）

于艾平　向　翠　刘　倩　刘闻捷　孙　强

李　莉　杨巧钰　吴薛滨　陈沅杰　陈茂君

罗　针　周小莉　周良珍　郑琪翔　赵小燕

段丽娟　崔文耀　樊朝凤

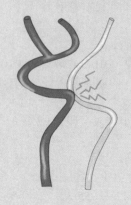

人民卫生出版社

·北京·

图书在版编目（CIP）数据

漫话神经外科疾病 / 陈茂君，樊朝凤主编. —北京：
人民卫生出版社，2021.9
（临床护理健康教育指导丛书）
ISBN 978-7-117-31955-3

Ⅰ.①漫… Ⅱ.①陈… ②樊… Ⅲ.①神经外科学–
基本知识 Ⅳ.①R651

中国版本图书馆CIP数据核字（2021）第167952号

人卫智网	www.ipmph.com	医学教育、学术、考试、健康，购书智慧智能综合服务平台
人卫官网	www.pmph.com	人卫官方资讯发布平台

漫话神经外科疾病
Manhua Shenjing Waike Jibing

主　　编：陈茂君　樊朝凤
出版发行：人民卫生出版社（中继线 010-59780011）
地　　址：北京市朝阳区潘家园南里 19 号
邮　　编：100021
E - mail：pmph @ pmph.com
购书热线：010-59787592　010-59787584　010-65264830
印　　刷：河北新华第一印刷有限责任公司
经　　销：新华书店
开　　本：710×1000　1/16　　**印张：**17
字　　数：295 千字
版　　次：2021 年 9 月第 1 版
印　　次：2021 年 10 月第 1 次印刷
标准书号：ISBN 978-7-117-31955-3
定　　价：89.00 元

打击盗版举报电话：010-59787491　E-mail：WQ @ pmph.com
质量问题联系电话：010-59787234　E-mail：zhiliang @ pmph.com

序

　　健康是立身之本，全民健康是立国之基。落实《"健康中国 2030"规划纲要》精神，提升健康素养已成为提高全民健康水平最根本、最经济、最有效的措施之一。为满足大众日益增长的健康需求，提高护理人员对患者及家属健康宣教的效果，四川大学华西医院护理部组织编写了"临床护理健康教育指导丛书"。

　　该套丛书兼顾不同受众人群的健康需求特点，以十个临床常见专科或系统的疾病护理为落脚点，由临床一线护理人员绘制原创科普漫画，把专业、晦涩的专科理论转变为通俗易懂的图文知识。整套丛书紧贴临床、生动有趣、深入浅出，翔实地介绍了常见疾病健康宣教知识，真正做到了科普服务于临床、服务于读者，是一套不可多得的、兼具临床健康教育指导及健康知识科普的读物，适于护理人员、患者及家属阅读。

　　在丛书即将面世之际，愿其能有助于提升临床护理工作者科普宣教能力，为专科护理人才队伍建设和优质护理服务质量提升作出重要贡献。同时，也希望这套丛书能帮助广大患者及家属了解疾病基础知识及康复措施，为健康中国战略的推进贡献力量。

2021 年 2 月

前 言

　　神经外科是一门极具复杂性与专业性的学科，随着现代高端技术的发展与相互融合，我国神经外科的发展突飞猛进，神经外科疾病的围术期护理也朝着专、深、细、精的方向发展。同时，神经外科亚专业的建立对神经外科的医护人员及患者提出了新的考验。神经外科疾病的症状错综复杂，向患者科普神经外科疾病的围术期健康教育内容是促进患者快速康复的重要保障之一。为了满足神经外科医护人员和患者的需求，由四川大学华西医院护理部牵头，带领神经外科护理团队编写了本书。

　　本书以常见问题为切入点，以四川大学华西医院神经外科临床治疗、护理及康复经验为基础，参考《神经外科护理手册》编撰而成，涵盖了十六种神经外科高发疾病，共十六章。覆盖就诊、入院、住院、出院四个方面健康教育的关键点，涉及每种疾病的发病部位、发病原因、临床表现、常见检查、手术方式、治疗措施、护理要点、入院及出院注意事项等内容。本书采用"一问一答"形式，辅以手绘插图，科学性、实用性、针对性强、图文并茂、生动形象、易于理解，是一本不可多得的神经外科健康教育指导图书，可为神经外科医护人员及患者提供指导和帮助。

　　由于时间仓促，本书内容难免有不足之处，衷心恳请各位读者和专家提出宝贵意见。我们会不断努力打造精品，为广大神经外科医护人员及患者服务。

陈茂君　樊朝凤

2021 年 4 月

目 录

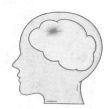

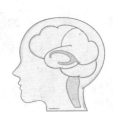

第二章
漫话侧脑室肿瘤

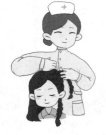

第三章 漫话垂体腺瘤

第一节　就诊篇

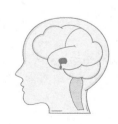

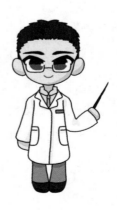

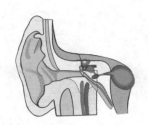

第五章 漫话脑干肿瘤

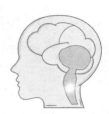

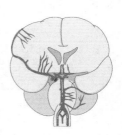

第六章
漫话自发性脑出血

第四节　出院篇

第七章　漫话颅内动脉瘤

第一节　就诊篇

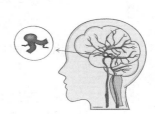

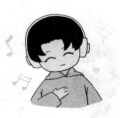

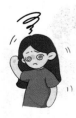

第九章 漫话颈动脉狭窄

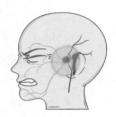

第十章　漫话三叉神经痛

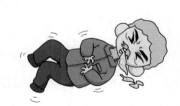

第十一章　漫话癫痫

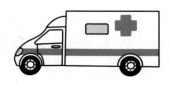

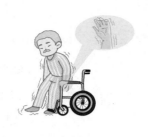

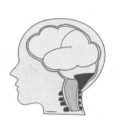

第十三章 漫话小脑扁桃体下疝畸形

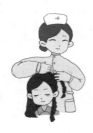

第十四章　漫话脊髓肿瘤

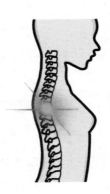

第一节　就诊篇

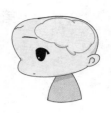

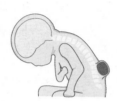

第十六章　漫话脊髓栓系综合征

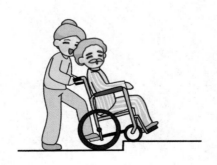

第一章

漫话脑叶肿瘤

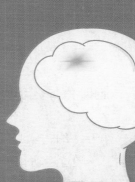

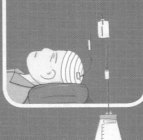

第一节 就诊篇

一、脑叶在哪里?

脑叶由左、右两个大脑半球组成，大脑表面有很多往下凹的沟，沟之间有隆起的回，这些沟回将脑叶分为额叶、颞叶、顶叶、枕叶和岛叶。

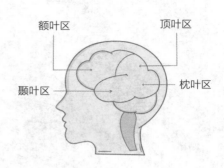

二、脑叶有什么功能?

额叶，约占大脑半球表面的前 1/3，与语言、随意运动和精神有关。颞叶与感知、辨认听觉刺激和记忆有关。顶叶与言语、感觉和应用有关。枕叶与视觉有关。岛叶被额、顶、颞叶所覆盖，功能与内脏感觉和运动有关。

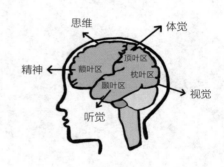

三、脑叶肿瘤有哪些临床表现?

因有限的颅腔容积内长了肿瘤而导致颅内压增高，一般症状表现为头痛、头晕、呕吐、视力障碍，部分患者会有癫痫发作。不同脑叶的肿瘤又有不同临床表现。

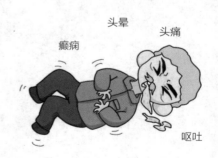

（一）额叶肿瘤

常有精神症状，表现为思维、情感、智能、意识、人格和记忆力的改变，常有欣快感、淡漠、孤僻、定向力差、记忆力减退等；部分还可能出现不同程度的偏瘫及失语。

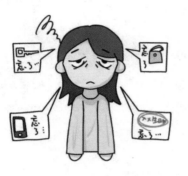

（二）颞叶肿瘤

颞叶后部肿瘤可产生一侧鼻侧与另一侧颞侧视野缺损和幻视。颞叶内侧肿瘤可出现癫痫；癫痫的临床表现多种多样，以抽搐、痉挛、昏厥等为主要症状。优势半球颞上回肿瘤可出现感觉性失语。

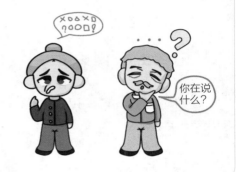

（三）顶叶肿瘤

感觉障碍为主要症状，可表现为对侧深感觉、浅感觉障碍。部分可出现失读、失算、失用等。

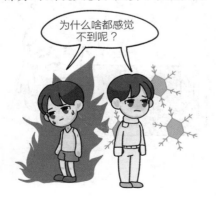

（四）枕叶肿瘤

可出现一侧鼻侧与另一侧颞侧视野缺损，但中心视野常保存。可有闪光、颜色等幻视。

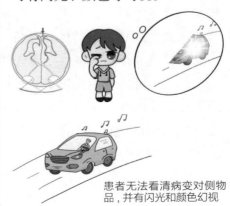

患者无法看清病变对侧物品，并有闪光和颜色幻视

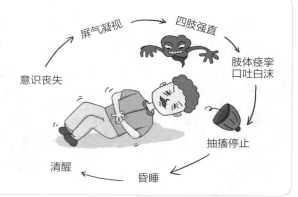

（五）岛叶肿瘤

　　绝大多数岛叶肿瘤患者以癫痫为首发症状。大多数患者在发作间期可完全正常，只在发作期表现为癫痫发作，以抽搐、痉挛、昏厥等为主要症状。

四、为什么会得脑叶肿瘤？

　　脑叶肿瘤尚无清楚病因，目前认为与基因及遗传、辐射、职业暴露、饮食等因素有关。

五、头痛会不会都是脑叶长肿瘤呢？该去哪个科就诊呢？

　　大部分头痛的原因是劳累、精神紧张、焦虑等，属于神经内科疾病，应优先至神经内科就诊。但是，如果头痛发生在额部或颞部，为胀痛或撕裂性疼痛，在早晨和晚间头痛比较严重，用力咳嗽、低头弯腰时会加重，可能是颅内压增高导致的头痛，是蛛网膜下腔出血、脑出血、颅内肿瘤等颅内病变的先兆，应选择到神经外科就诊。

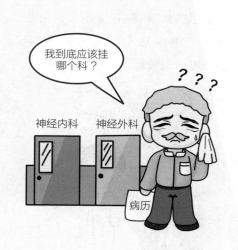

六、为了进一步明确是否患有脑叶肿瘤，还需要做哪些检查？

（一）CT 检查

CT 平扫可显示脑叶肿瘤中含有的钙斑、骨骼、脂肪和液性成分；增强 CT 扫描可了解肿瘤的血供以及对血脑屏障的破坏情况；CT 三维重建、CT 脑血管造影有助于诊断和术前评估。

> **注意事项** CT 检查时，需去除检查部位的厚衣服以及金属饰物，以免遮盖病变部位。

（二）MRI 检查

MRI 具有优良的组织分辨能力，是颅内肿瘤诊断的金标准，但检查时间长，急诊及幽闭恐惧症者不易配合。

> **注意事项** MRI 检查时，勿佩戴金属物品及磁性物件（如钥匙、手机、助听器、项链、耳环、硬币等）。凡安有心脏起搏器、动脉瘤术后体内有金属夹的患者，妊娠患者及体内有其他金属植入物、异物或避孕环的患者，请于检查前告知检查室医务人员。

七、脑叶肿瘤怎么治疗呢？

（一）手术治疗

手术治疗可分为两大类：一类是肿瘤直接切除，包括肿瘤切除术、活检术；另一类是姑息性手术，包括减压术、脑脊液分流术，目的仅为暂时性降低颅内压，缓解病情。

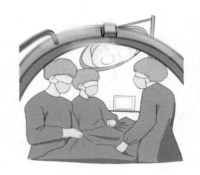

（二）伽马刀治疗

对于肿瘤小或者不具备行开颅手术条件的患者，以及脑叶肿瘤切除术后残余或术后复发者可选择行伽马刀治疗。伽马刀治疗脑叶肿瘤时间短，属于微创治疗，具有不需要全麻、不开刀等优点。

（三）化学药物治疗

化学药物治疗（简称化疗）可以进一步杀灭实体肿瘤的残留细胞，有助于提高患者的生存时间。

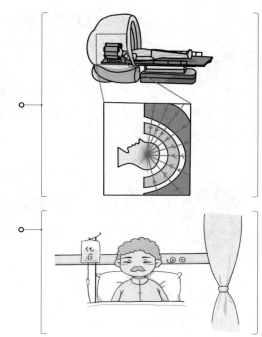

第二节　入院篇

一、什么情况下需要入院手术？

一旦确诊脑叶肿瘤，医生会根据肿瘤的大小及神经受压迫的情况，综合评估患者是否需要入院行手术治疗。

二、入院前该准备什么？

（一）停药准备

如果有口服阿司匹林等抗凝药物，应在相关科室的医生指导下暂停口服抗凝药物。

（二）物品准备

1. 入院证、身份证、医保卡等。

2. 院前的 CT、MRI 等影像学资料。

3. 换洗衣物、洗漱用品等。

（三）调整生活方式

1. 手术前 2 周须戒烟、戒酒。

2. 女性患者手术避开月经期。

3. 适当休息，保证充足的睡眠，同时避免过度劳累。

第三节 住院篇

一、手术前如何进行大小便训练？

（一）小便管理

手术前 2 日开始练习床上解小便，接入手术室之前在病房解尽小便。

（二）大便管理

使用坐式马桶或坐便器，避免用力解大便，必要时可使用润肠通便的药物帮助排便，如麻仁丸、番泻叶、开塞露等。

二、怎么缓解手术前内心的紧张情绪？

（一）心理准备

1. 了解脑叶肿瘤疾病的基础知识，树立治疗信心。
2. 主动与家属交流沟通，避免过度担心及焦虑。
3. 保持平和的心态，入院后积极配合医生、护士。

（二）社会支持

1. 主动向家属寻求帮助，积极沟通，取得家属的支持和鼓励。
2. 已经发生晕眩、跌倒的患者须有一名家属陪同入院。

三、疼痛可不可以吃止痛药呢？

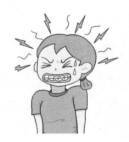

脑叶肿瘤引起的头痛，多由颅内压增高引起，应慎用止痛药。

四、手术前手术部位需要做什么准备呢？

手术前 2 日每日用洗必泰（氯己定溶液）清洁头发一次，不需要剃光头。手术前 1 日根据手术切口位置，为长发患者编发辫，确保术中充分暴露手术部位。

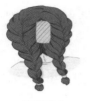 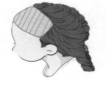 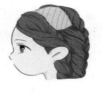 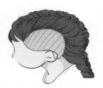

枕叶手术　　　　　额叶手术　　　　　顶叶手术　　　　　颞叶手术

五、手术前要注重营养，那是什么都可以吃吗？

（一）普通患者

进食普通饮食，与健康成人的饮食类型相同，无特殊饮食禁忌，主要注意饮食均衡和多样化。

（二）糖尿病患者

采用糖尿病饮食，控制总热量的摄入，少食多餐，多食用粗粮及含膳食纤维成分较多的碳水化合物，如麦片、玉米面、绿色蔬菜等，从而减少餐后血糖的波动。每日还要补充适当的蛋白质，并且严格控制脂肪的摄入。

（三）高血压患者

采用低盐饮食，即每日可用食盐不超过 2g 或酱油不超过 10ml。禁止食用腌制食品，如咸菜、香肠、腊肉、火腿等。

（四）高脂血症患者

采用低脂饮食，饮食应清淡、少油，禁止食用肥肉、蛋黄、动物脑等脂肪含量较高的食物。

六、手术当天可以吃饭吗？具体可以吃些什么？

（一）手术前一晚

在正常饮食后加餐高蛋白营养制剂如蛋白粉、牛奶等，为患者补充能量以降低术中应激反应。

（二）手术前 6 小时

可以吃稀饭、馒头等淀粉类固体或饮用牛奶，为患者手术补充能量。

（三）手术前 2 小时

可饮用不超过 200ml 的碳水化合物（不包括茶、咖啡及含酒精的饮料），如白开水、可乐、糖开水、不含渣的果汁等，增加患者舒适度，减少术前口渴、饥饿、烦躁、低血糖等不良反应。

（四）手术后返回病房

麻醉清醒后即可咀嚼口香糖，促进胃肠功能恢复；若口渴可饮用温水50～100ml。

（五）返回病房 2 小时

若饮水无恶心、呕吐、呛咳，可以适量进食稀饭、面条、蒸蛋等流质、半流质易消化饮食，然后逐渐过渡为正常饮食。

七、手术后需要吃大鱼大肉吗？

手术后饮食同手术前常规饮食，尽量吃清淡、易消化、富含高蛋白的饮食，避免辛辣、刺激性饮食，以免对胃肠道消化功能产生影响。

八、手术后静脉输注 20% 甘露醇注射液，需要注意些什么呢？

20% 甘露醇注射液静脉快速输注可以起到脱水、降低颅内压的作用。该液体为高渗透压，输注过程中对静脉血管的刺激较大，容易引起静脉炎；静脉输注时宜选择粗、直且避开关节的血管进行穿刺。输注后小便量增多，需及时补充水和电解质。

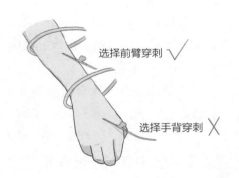

选择前臂穿刺 √

选择手背穿刺 ✕

九、手术后怎么处理伤口及引流管？

（一）伤口

1. 保持伤口敷料干燥。

2. 观察伤口有无渗出，如有血性或清亮液体渗出，需及时告知医护人员。

（二）头部引流管

1. 翻身时勿牵拉引流管。

2. 引流管的高度勿随意调节。

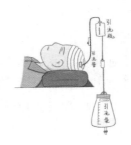

十、手术后可能会出现什么情况？

（一）癫痫

癫痫可表现为发作性运动、感觉、自主神经、意识及精神障碍。经过正规的抗癫痫药物治疗，约 70% 患者的癫痫发作可以得到控制，其中 50%～60% 的患者经 2～5 年的治疗可以痊愈，可以和正常人一样地工作和生活。

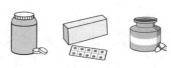

（二）疼痛

手术后出现伤口疼痛及颅内压增高引起的头痛，应及时告诉医护人员疼痛的程度及性质，遵医嘱使用止痛药及进行降低颅内压治疗，必要时持续静脉泵入镇痛药。

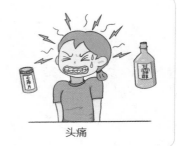

头痛

（三）偏瘫

1. 树立恢复肢体功能的信心，在康复专业人员的指导下积极锻炼。

2. 瘫痪肢体要保持功能位，预防关节畸形、足下垂。

3. 尽早被动活动瘫痪肢体，以免发生关节僵直，必要时穿弹力袜，避免出现深静脉血栓。

4. 每 2 小时翻身一次，避免皮肤因长期受压导致压力性损伤。

5. 卧床时，拉起床挡，小心坠床。

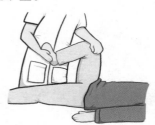

（四）失语

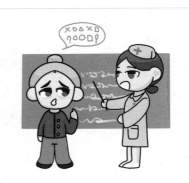

失语症患者不能准确地表达自己的意思，严重者甚至无法说话，丧失文字表达和理解能力。除积极治疗原发病外，应及早配合语言训练及心理治疗，在专业康复师的指导下进行发音器官的训练和发音训练。

（五）颜面部肿胀

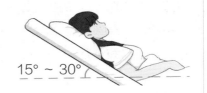

手术后第 2 日，部分患者出现颜面部肿胀，这是因为静脉回流不畅引起的。抬高床头 15°～30°，可缓解肿胀的程度。

第四节 出院篇

一、我已经住院一周了，可以出院了吗？

如果没有特殊情况，手术后 3～5 日便可以出院。手术后约 2 周取病理检查结果。根据病理检查结果，决定是否需要进一步行放射及化学药物治疗。

二、出院流程是什么？

1. 患者一旦符合出院标准，医生会提前通知患者做好准备。
2. 医生开具出院证，护士办理完成后会送至患者床旁，交代出院后相关注意事项。
3. 患者前往医院财务处结账、报销后，收拾好物品即可离开。

三、出院后康复期需要注意哪些？

1. 出院后要小心跌倒。在体位改变时，如起床、如厕等，要先站定再行走。

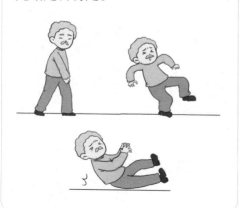

2. 遵医嘱按时按量服用抗癫痫药物，切不可私自停药或减量。

3. 循序渐进地进行康复锻炼，禁止搬重物，保持良好的心态。

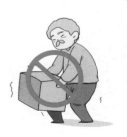

4. 注意营养的均衡，多吃蔬菜、水果等粗纤维食物及易消化的食物，多饮水，保持大便的通畅。

5. 出院后遵医嘱按时复查。

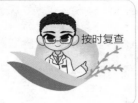

四、伤口什么时候拆线？

手术后 2 周，由康复病区或当地医院门诊医生查看伤口的愈合情况后拆线。拆线后 1~2 日，若伤口无红肿、渗出等情况，即可沾水。

（崔文耀　陈茂君　刘闻捷　陈沅杰）

参考文献

［1］杨树源，张建宁. 神经外科学［M］. 2 版. 北京：人民卫生出版社，2015.

［2］陈茂君，蒋艳，游潮. 神经外科护理手册［M］. 北京：科学出版社，2015.

［3］赵彬芳，贺世明，王元，等. 加速康复外科在颅脑肿瘤患者围术期护理中的应用［J］. 护理研究，2018（19）：3132-3134.

［4］刘建菊. 细节护理在颅脑肿瘤患者围术期中的应用［J］. 齐鲁护理杂志，2018（14）：107-108.

第二章

漫话侧脑室肿瘤

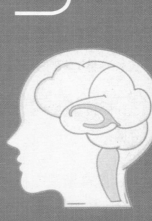

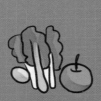

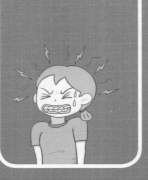

第一节 就诊篇

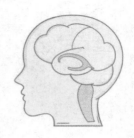

一、侧脑室在什么位置？

侧脑室位于大脑半球的深部，左、右各一，呈 C 形室腔。

二、侧脑室的主要功能是什么？

侧脑室呈空腔状，内含脑脊液。侧脑室下角含有脉络丛，主要负责产生脑脊液。

三、脑脊液是怎样循环的？

脑脊液由侧脑室、第三脑室和第四脑室的脉络丛产生，脑脊液在侧脑室经室间孔流进第三脑室，通过中脑水管流入第四脑室，经第四脑室正中孔和两个外侧孔流入蛛网膜下隙，经蛛网膜粒渗透到硬脑膜窦主要是上矢状窦内，最后回流入血液。

循环途径

左、右侧脑室
↓ 室间孔
第三脑室
↓ 中脑水管
第四脑室
↓ 左、右外侧孔，正中孔
蛛网膜下隙
↓ 蛛网膜粒
上矢状窦
↓
颈内静脉

四、侧脑室出问题了会怎么样?

肿瘤阻塞脑脊液循环通路,导致梗阻性脑脊液。

婴幼儿头部发育不完善,脑积水形成后会导致头围代偿性增大,形成"大头娃娃"。

成年人常表现为恶心、呕吐、头痛等颅内压增高症状。

此外,还可能出现癫痫、偏瘫、记忆力减退、视觉障碍等症状。

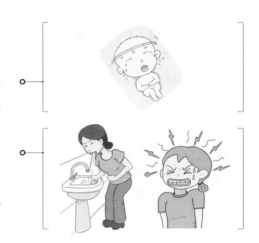

五、什么是侧脑室肿瘤?

侧脑室肿瘤是指来源于侧脑室壁、脉络丛及异位脑组织的侧脑室内肿瘤,约占颅内肿瘤的 1.4%,占脑室系统肿瘤的 44.7%。多以脑膜瘤、室管膜瘤、星形细胞瘤、脉络丛乳头状瘤为主,常为良性或低度恶性肿瘤,生长缓慢。

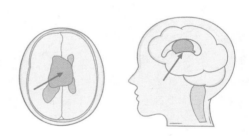

六、手术前体位有什么注意事项吗?

手术前体位应保持为侧卧位或平卧位。由于部分肿瘤在侧脑室内具有一定的活动度,当头部活动到某一位置时,肿瘤可突然阻塞室间孔而发生急性梗阻性脑积水。患者表现为突发剧烈头痛、呕吐,甚至昏迷、呼吸暂停。

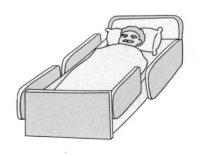

七、需要做什么检查?

头颅 CT 和 MRI 检查是确诊侧脑室肿瘤的主要方法。根据患者的年龄、肿瘤位置及影像学特点可作出定性判断，同时明确肿瘤的大小、形态、血供以及是否合并脑积水来进一步指导手术治疗。

八、侧脑室肿瘤怎么治疗?

手术治疗是治疗侧脑室肿瘤的唯一有效手段。根据肿瘤性质，手术后可选择放、化疗。

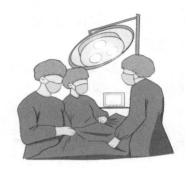

第二节 入院篇

一、什么情况下需要入院手术？

1. 有症状的患者必须住院行手术治疗，改善颅内压增高症状，避免颅内压力过高导致脑疝发生。

2. 暂时无症状的患者，因为肿瘤会随时间推移慢慢长大，最终还是会导致颅内压增高症状，因此一旦发现该病，均应住院治疗，早发现、早诊断、早治疗。

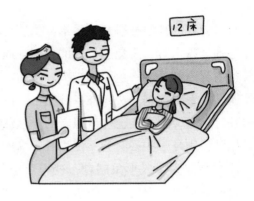

二、入院需要做哪些准备？

（一）物品准备

1. 请带好入院证、身份证（儿童带好户口簿）、医保卡。

2. 院前的检查、检验结果及影像学资料。

3. 换洗衣物。

4. 请提前取下身上佩戴的贵重物品。

（二）调整生活方式

1. 戒烟、戒酒。

2. 女性患者避开月经期。

3. 合理安排休息，保证充足睡眠。

4. 加强营养支持。

5. 调整良好心态。

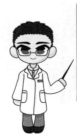
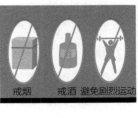

戒烟　　戒酒　避免剧烈运动

第三节 住院篇

一、手术必须要剃光头吗?

　　曾经的神经外科开颅手术,为了更好地暴露术野、避免感染等的原因,通常情况下都是清一色的剃光头。术前会通知患者提前剃光头,准备好帽子、假发等物品。剃光头会加重患者的心理负担,特别是一些爱美的女性患者,术后往往会因为个人形象问题,变得焦虑、恐惧、自卑,出现社交障碍甚至产生抑郁情绪。

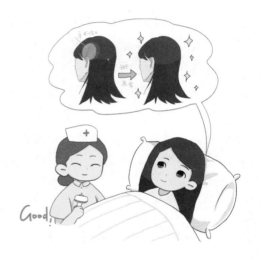

　　现在,剃光头已经成了"过去式",国内越来越多的医院开展"创新备皮方式",局部备皮成为了开颅手术的首选。患者只需在手术间由医生剪掉手术切口周围的头发即可,保留更多的头发,术后梳理头发后即可遮挡术后瘢痕,实现"漂漂亮亮做手术"的愿望。而且更多的证据证明,局部备皮方式可以更好地预防感染,缓解患者心理负担。

二、手术前需要做什么准备?

（一）饮食

　　1. 手术前1日　术前1日可以正常进食,营养合理搭配,多吃水果和蔬菜等粗纤维食物,保持大便通畅。

　　2. 手术当天

　　（1）手术前6小时:可吃稀饭、馒头等淀粉类固体或饮用牛奶,为患者手术补充能量。

　　（2）手术前2小时:可饮用不超过200ml的含糖的清亮液体（不含茶、咖啡及含酒精的饮料），如白开水、可乐、糖开水、不含渣的果汁及碳水化合物营养制剂等，增加患者舒适度，减少术前口渴、饥饿、烦躁、低血糖等不良反应。

（二）皮肤准备

1. 手术前 2 日进行头部皮肤清洁，使用洗必泰（氯己定溶液）进行头部皮肤及头发的清洁。

2. 手术前 1 日由责任护士根据手术部位编制相应的发型，预留手术部位。

（三）衣着准备

1. 手术前，更换干净病服。 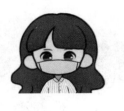	2. 不佩戴任何首饰及装饰物品。 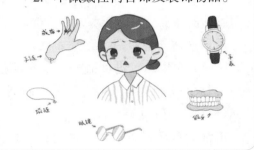
3. 提前取下活动性义齿。 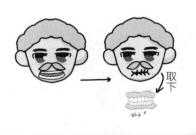	4. 修剪长指甲、不涂抹指甲油。 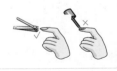 5. 佩戴手腕标识带。 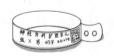

（四）心理准备

1. 告知患者及其家属手术治疗的必要性。

2. 鼓励患者表达自身感受。

3. 学会自我放松的方法，如深呼吸、转移注意力等。

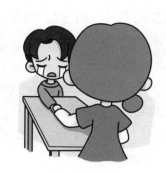

4. 鼓励患者家属及其朋友给予患者关心及支持。

5. 鼓励患者同手术后效果良好的病友交流。

三、手术后什么时候可以吃东西？吃什么合适呢？

麻醉清醒后，神志清醒的患者可咀嚼口香糖，缓解口腔内苦涩不适感，促进胃肠功能恢复，饮温开水 50~100ml，但要避免呕吐、呛咳引起误吸。

返回病房2小时后，若饮水无恶心、呕吐、呛咳，可以适量进食稀饭、面条等流质、半流质饮食或手术当天第一餐营养制剂，以补充蛋白质，帮助患者消化。

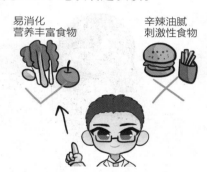

正常饮食尽量以清淡、易消化、高蛋白营养为主，避免油腻、辛辣的食物，蔬菜、肉类及水果均可，原则上无特殊禁忌。

四、手术后只能卧床休息吗？

侧脑室肿瘤术后的患者应保证充足的睡眠与休息，卧床休息的患者应在床上进行适当的主动或被动活动，包括：抬高床头，保持半坐位休息，促进头部静脉回流，减轻术后脑水肿；深呼吸、叩背与咳嗽，锻炼肺功能，预防肺部感染；左、右翻身，预防皮肤压力性损伤发生；锻炼四肢，避免肌肉萎缩或血栓形成。

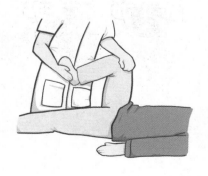

神志清楚的患者鼓励尽早下床活动，但要注意以下几点：

1. 起床活动时应做到动作轻柔、缓慢，谨记"先坐后站再走"的原则，避免体位性低血压或颅内压骤然变化导致的晕厥。

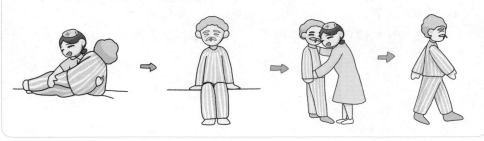

2. 活动量适可而止，避免过度劳累。

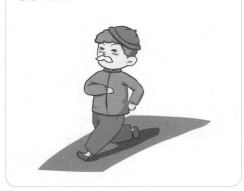

3. 家属或医护人员务必陪同，避免发生跌倒等不良事件。

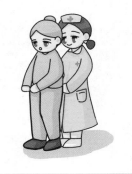

五、手术后有哪些并发症？

人的大脑具有不同的功能分区，肿瘤的性质及生长的部位会影响各个功能。侧脑室位于大脑半球的深部，避开了重要的功能区位置，一般情况下不会影响患者的智力。不过由于肿瘤的特殊性，手术后可能会发生一些并发症，其中常见的手术并发症包括：颅内感染、出血、癫痫、偏瘫、短暂性失语、视野变窄等。

六、手术后其他注意事项有哪些?

1. 头部伤口敷料保持清洁干燥。

2. 有引流管的患者,保持管道固定通畅,避免打折、堵塞,禁止私自调节固定高度;密切观察引流液的量和性质。

3. 做好导尿管清洁、消毒护理,避免感染;多饮水,争取尽早拔除。

4. 密切关注病情变化,如有变化,及时通知医护人员。

第四节 出院篇

一、要达到什么标准才可以出院？

生命体征平稳，具备基本的生理功能，伤口恢复情况良好，若无并发症，一般手术后 1 周左右即可出院。

二、出院多久需要复查呢？

一般手术后 3 个月复查头部增强磁共振（MRI）。

三、出院后要吃口服药吗？需要吃多久？

有癫痫风险的患者需要遵医嘱口服预防癫痫的药物，如丙戊酸钠、左乙拉西坦等，口服 3 个月至复诊。癫痫风险较大或有新发癫痫的患者需根据情况延长服药时间。

四、伤口什么时候可以拆线？什么时候可以洗头？

手术后 2 周可在就诊医院或附近正规医疗机构根据伤口情况拆线；拆线后 1～2 日，伤口无红肿、渗液等情况即可洗头。

五、出院后，可以进行哪些活动？

侧脑室肿瘤术后的患者出院后可逐步恢复正常生活，但要避免重体力及剧烈活动。手术后 3 个月后可逐步进行慢跑、羽毛球、乒乓球等活动，过程中如有不适，及时休息。

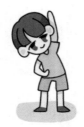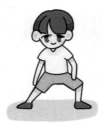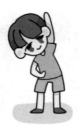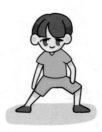

（孙强　崔文耀　陈茂君　陈沅杰）

参考文献

［1］周伟，邵雪非，狄广福，等. 侧脑室肿瘤 42 例临床分析［J］. 临床神经外科杂志，2020，17（03）：335–338+342.

［2］宋海荣，柏国庆，奚北龙，等. 侧脑室脑膜瘤的影像表现与诊断分析［J］. 肿瘤研究与临床，2018，30（04）：274–277.

［3］崔文耀，陈茂君. 缩短术前禁饮禁食时间对神经外科择期手术患者的影响［J］. 广西医学，2019，41（19）：2525–2527.

［4］王霞，陈茂君. 不同备皮方式对开颅手术患者术后恢复情况的影响［J］. 安徽医药，2017，21（09）：1734–1736.

［5］陈贵芳. 护理干预在脑肿瘤患者围术期中的应用分析［J］. 中国社区医师，2020，36（07）：157–158.

［6］漆世蓉，陈茂君，黄景晞. 22 例侧脑室内肿瘤病人的护理［J］. 黑龙江护理杂志，2000（4）：13.

第三章

漫话垂体腺瘤

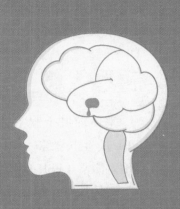

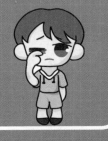

第一节 就诊篇

一、垂体在哪里？

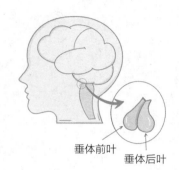

垂体位于丘脑的腹侧，为一卵圆形小体，分为垂体前叶（腺垂体）和垂体后叶（神经垂体），是人体最复杂的内分泌腺。

垂体前叶　垂体后叶

二、垂体分泌哪些激素？

垂体前叶（腺垂体）主要分泌 6 种具有明显生理活性的激素：催乳素（PRL）、生长激素（GH）、促肾上腺皮质激素（ACTH）、促甲状腺激素（TSH）、卵泡刺激素（FSH）和黄体生成素（LH）。

垂体后叶（神经垂体）由神经胶质细胞和神经纤维组成，无分泌功能，负责储存和释放下丘脑分泌的抗利尿激素（ADH）和催产素。

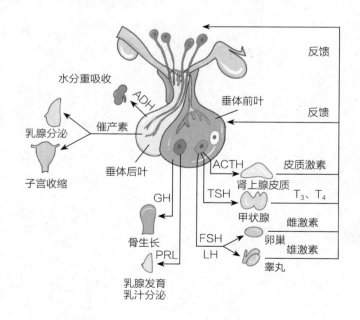

三、什么是垂体瘤？

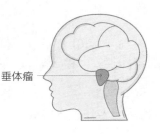

垂体瘤   垂体瘤是垂体前叶、垂体后叶及颅咽管上皮残余细胞发生的肿瘤。

四、垂体瘤有哪些临床表现？

（一）高分泌功能性垂体瘤的临床表现

1. 催乳素瘤（PRL瘤）催乳素增高，女性的雌激素和男性的睾丸激素降低。女性可表现为月经不调、泌乳、不育；男性可表现为勃起功能障碍、精子数量减少、乳房发育等。

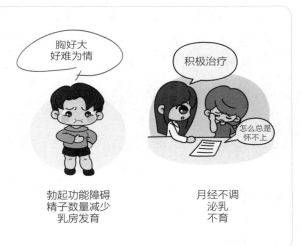

勃起功能障碍
精子数量减少
乳房发育

月经不调
泌乳
不育

2. 生长激素腺瘤（GH瘤）　生长激素分泌过多，骨骺闭合前患病表现为巨人症，骨骺闭合后患病表现为肢端肥大症。

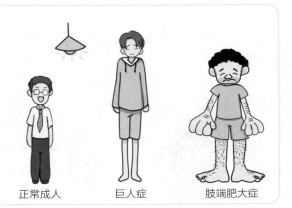

正常成人　　　　巨人症　　　　肢端肥大症

3. 促甲状腺激素细胞瘤（TSH瘤）TSH分泌过多导致T_3、T_4增高，使甲状腺功能亢进，表现为易激动、烦躁、心慌、怕热、多汗、体重减轻、失眠等症状。

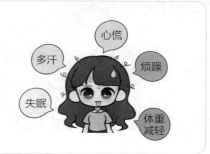

4. 促肾上腺皮质激素腺瘤（ACTH瘤）ACTH分泌过多，导致皮质醇增多，引起库欣综合征，表现为满月脸、水牛背、向心性肥胖、痤疮、紫纹等。

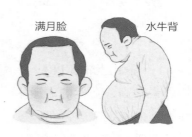

（二）肿瘤压迫产生的相关症状

1. 头痛　主要位于眶后、前额和双颞部，多为间歇性发作，常伴呕吐、视盘水肿。

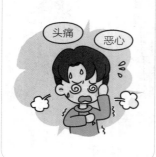

2. 视力、视野障碍　因肿瘤压迫视通路不同部位，导致视功能障碍，如视野缺损、视力减退、眼底改变等。

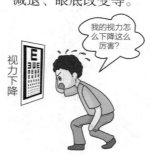

3. 尿崩症　压迫下丘脑可导致尿崩症，表现为多饮、多尿、烦渴等。

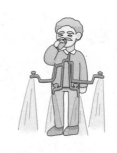

五、为什么会得垂体瘤?

垂体瘤的形成涉及多种影响因素,病因尚未明确。可能的发病原因有垂体细胞自身存在缺陷、下丘脑调节功能失常、癌基因的激活或抑癌基因的丧失等。

六、为了进一步明确是否患有垂体瘤,还需要做哪些检查?

(一)全套内分泌激素检查

了解垂体激素分泌情况,帮助垂体瘤的早期诊断、治疗、疗效评估和预后判断。

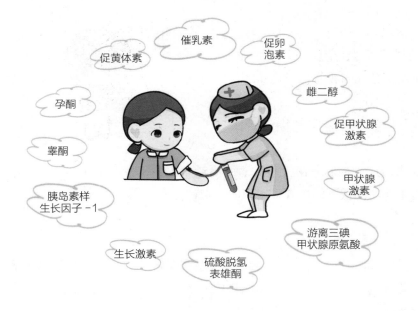

(二)头部 CT 扫描

了解垂体周围骨质破坏情况及蝶窦气化程度,有助于选择手术入路。

> **注意事项** 头部 CT 检查时,需去除检查部位的厚衣服以及金属饰物,以免遮盖病变部位。

（三）蝶鞍冠、矢状位 MRI 增强扫描

MRI 增强扫描有助于提高对垂体瘤的诊断，更好地显示肿瘤是否侵袭周围结构，有助于选择手术方式及判断预后。

注意事项　MRI 检查时，勿佩戴金属物品及磁性物件（如钥匙、手机、助听器、项链、耳环、硬币等）。凡安有心脏起搏器、动脉瘤术后体内有金属夹的患者，妊娠患者及体内有其他金属植入物、异物或避孕环的患者，请于检查前告知检查室医务人员。

（四）视力、视野检查

了解垂体瘤对视觉传导通路的压迫情况。

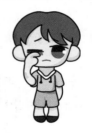

七、垂体瘤可以使用药物治疗吗？

药物治疗可控制分泌性垂体瘤的高激素水平，改善临床症状、缩小肿瘤体积，对垂体功能低下的患者采用相应激素替代治疗。

（一）催乳素瘤

首选药物治疗，采用溴隐亭或卡麦角林。

溴隐亭或卡麦角林

（二）生长激素腺瘤

采用长效奥曲肽或兰瑞肽。

长效奥曲肽或兰瑞肽

（三）促肾上腺皮质激素腺瘤

采用帕瑞肽。

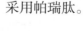

帕瑞肽

八、垂体瘤的手术治疗方式有哪些？

（一）开颅垂体腺瘤切除手术

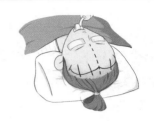

开颅垂体腺瘤切除手术经额下、冀点和纵裂、侧脑室入路。该术式充分暴露肿瘤及周围结构，利于充分保护周围重要结构。

（二）经鼻蝶窦入路手术

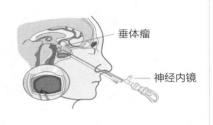

垂体瘤

神经内镜

经鼻蝶窦入路手术包括经鼻－蝶窦、经上颌窦－蝶窦入路、内镜经蝶窦入路等。该术式创伤小、并发症发生率低、安全性高、内分泌功能缓解率高，是最常用的手术方式。

（三）选择性颅底入路

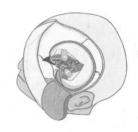

颅底入路有经颅－眶－颧截骨入路、经基底入路等。

九、垂体瘤可以采用伽马刀治疗吗？

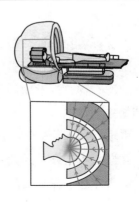

对术后残存、复发的肿瘤，或累及海绵窦的小肿瘤，以及老年患者、合并有严重内科疾病的手术高危患者可首先选择伽马刀治疗。

入院篇

一、什么情况下需要入院手术?

1. 存在症状的垂体腺瘤卒中。

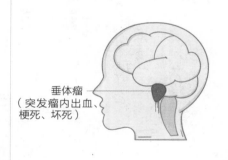

垂体瘤
（突发瘤内出血、
梗死、坏死）

2. 垂体瘤的占位效应引起压迫症状，如压迫中枢神经系统和视神经束，引起头痛、视力减退、视野缺损等。

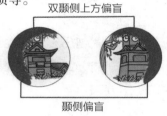

双颞侧上方偏盲

颞侧偏盲

3. 难以耐受药物不良反应或对药物治疗产生抵抗的催乳素瘤及其他高分泌功能性垂体腺瘤。

二、入院前该准备什么?

（一）物品准备

1. 入院证、身份证、医保卡。
2. 院前的检验报告、影像学资料等。
3. 换洗衣物、洗漱用品等。

（二）调整生活方式

1. 手术前 2 周须戒烟、戒酒。
2. 女性手术避开月经期。
3. 适当休息，保证充足的睡眠，同时避免过度劳累。

第三节　住院篇

一、手术前如何进行大小便训练？

（一）小便管理

手术前 2 日开始练习床上解小便，接入手术室之前在病房解尽小便。

（二）大便管理

使用坐便器，避免用力解大便，必要时可使用润肠通便的药物帮助排便。

二、手术前手术部位需要做什么准备呢？

（一）经鼻蝶窦入路者

手术前 1 日剪鼻毛，清洁鼻腔，预防感染。

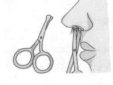

（二）开颅手术者

手术前 2 日每日用洗必泰（氯己定溶液）清洁头发一次，不需要剃光头。手术前 1 日为长发患者编发辫，确保术中充分暴露手术部位。

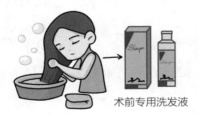

术前专用洗发液

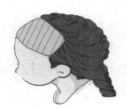

三、手术前要注重营养，那是什么都可以吃吗？

（一）普通患者

进食普通饮食，与健康成人的饮食类型相同，无特殊饮食禁忌，主要注意饮食均衡和多样化。

（二）糖尿病患者

采用糖尿病饮食，控制总热量的摄入，少食多餐，多食用粗粮及含膳食纤维成分较多的碳水化合物，如麦片、玉米面、绿色蔬菜等，从而减少餐后血糖的波动。每日还要补充适当的蛋白质，并且严格控制脂肪的摄入。

（三）高血压患者

采用低盐饮食，即每日可用食盐不超过 2g 或酱油不超过 10ml。禁止食用腌制食品，如咸菜、香肠、腊肉、火腿等。

（四）高脂血症患者

采用低脂饮食，饮食应清淡、少油，禁止食用肥肉、蛋黄、动物脑等脂肪含量较高的食物。

四、手术当天可以吃饭吗？具体可以吃些什么？

（一）手术前一晚

在正常饮食后加餐高蛋白营养制剂如蛋白粉、牛奶等，为患者补充能量以降低术中应激反应。

（二）手术前 6 小时

可以吃稀饭、馒头等淀粉类固体或饮用牛奶，为患者手术补充能量。

（三）手术前 2 小时

可饮用不超过 200ml 的碳水化合物（不包括茶、咖啡及含酒精的饮料），如白开水、可乐、糖开水、不含渣的果汁等，增加患者舒适度，减少术前口渴、饥饿、烦躁、低血糖等不良反应。

（四）手术后返回病房

麻醉清醒后即可咀嚼口香糖，促进胃肠功能恢复；若口渴可饮用温水 50 ~ 100ml。

（五）返回病房 2 小时

若饮水无恶心、呕吐、呛咳，可以适量进食稀饭、面条、蒸蛋等流质、半流质易消化饮食，然后逐渐过渡为正常饮食。

五、手术后需要吃大鱼大肉吗？

手术后饮食同手术前常规饮食，尽量吃清淡、易消化、富含高蛋白的饮食，避免辛辣、刺激饮食，以免对胃肠道消化功能产生影响。

六、住院期间需要吃哪些特殊的药？需要注意什么？

（一）弥凝

　　弥凝片（醋酸去氨加压素片）用于治疗尿崩。垂体瘤术后可能发生尿崩，服用弥凝片后可以减少尿液排出。服用过程中要定期监测尿量、测量血压。

（二）氢化可的松

　　氢化可的松又称皮质醇，用于治疗垂体功能低下。皮质醇是人体代谢非常重要的激素，垂体瘤术后患者可能有皮质醇降低，必须服用氢化可的松进行补充，否则可能有生命危险。服用期间不能随意减量或者停药。

（三）左甲状腺素钠片

　　左甲状腺素钠片用于治疗甲状腺功能低下。垂体瘤术后患者可能出现甲状腺激素降低，需要服用左甲状腺素钠片进行补充，服用期间不能随意减量或者停药。

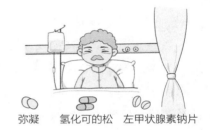

弥凝　　氢化可的松　　左甲状腺素钠片

特别注意　使用任何药物出现不良反应时，应及时告知医护人员。

七、手术后怎么处理手术部位皮肤和伤口？

（一）经鼻蝶窦手术

　　1. 保持鼻腔纱条清洁，一旦污染及时更换。

　　2. 妥善固定纱条，防止滑入气道。

　　3. 一般手术后 3~5 日拔出纱条，拔出前可滴石蜡油润滑，注意观察有无脑脊液漏。

　　4. 禁止擤鼻涕、打喷嚏。

　　5. 禁止从鼻腔内插管、吸痰。

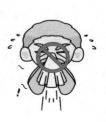

（二）开颅手术

1. 保持伤口敷料清洁干燥。

2. 观察伤口是否出现红肿、渗出液增多等情况。

3. 保持伤口敷料固定，勿自行为伤口涂药。

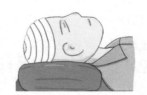

八、手术后会出现什么情况？危险吗？

（一）视力、视野障碍

视力、视野障碍是手术后常见的并发症，表现为双眼视力障碍或视野缩小。手术后视力恢复的时间，要依据术前视神经萎缩程度和术中情况判定。外出时，应有专人陪伴，避免跌倒。

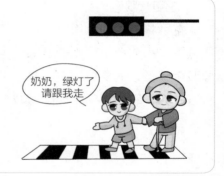

（二）尿崩症

遵医嘱留置尿管，严密观察尿量、尿色、尿比重，准确记录 24 小时尿量，遵医嘱使用抗利尿激素并抽血检查电解质水平。

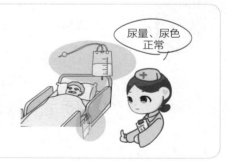

（三）电解质紊乱

遵医嘱复查电解质，根据检验结果随时调整补液方案。

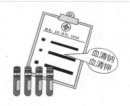

（四）中枢性高热

常达 40℃以上。严密监测体温，遵医嘱物理降温。

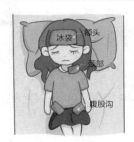

（五）垂体功能低下

表现为疲乏、倦怠、精神萎靡等。应严密观察，根据激素水平，遵医嘱应用激素替代治疗。

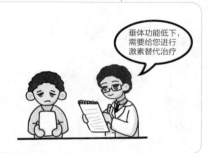

> 垂体功能低下，需要给您进行激素替代治疗

第四节 出院篇

一、要达到什么标准才可以出院？

垂体瘤术后，如果没有特殊情况，一般手术后 3~5 日可以出院。

二、出院流程是什么？

1. 患者一旦符合出院标准，医生会提前通知患者做好准备。

2. 医生开具出院证，护士办理完成后会送至患者床旁，交代出院后相关注意事项。

3. 前往医院财务处结账、报销后，收拾好物品即可离开。

三、出院后康复期需要注意哪些？

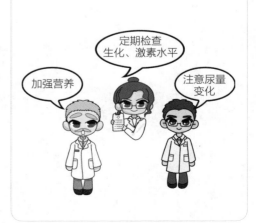

1. 避免擤鼻、打喷嚏、咳嗽、咳痰、用力排便等。

擤鼻涕
用力排便
打喷嚏
咳嗽
咳痰

2. 注意加强营养，定期检查生化、激素水平，注意尿量变化。

加强营养
定期检查生化、激素水平
注意尿量变化

四、伤口什么时候拆线?

（一）经鼻蝶窦手术
　　无须拆线。

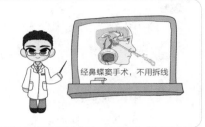

经鼻蝶窦手术，不用拆线

（二）开颅手术
　　手术后 2 周，由康复病区或当地医院门诊医生查看伤口的愈合情况后拆线。拆线后 1~2 日，若伤口无红肿、渗出等情况，即可沾水。

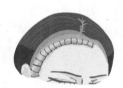

五、什么时候需要回医院复查?

1. 手术后 1 个月复查激素水平。

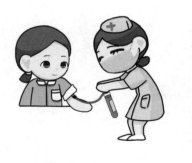

2. 手术后 3 个月蝶鞍区复查增强 MRI。

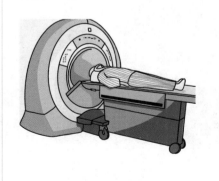

（刘闻捷　陈茂君　崔文耀　陈沅杰）

［1］中国垂体腺瘤协作组，中华医学会神经外科学分会. 中国难治性垂体腺瘤诊治专家共识（2019）［J］. 中华医学杂志，2019（19）：1454-1459.

［2］中国垂体腺瘤协作组，中华医学会神经外科学分会. 中国复发性垂体腺瘤诊治专家共识（2019）［J］. 中华医学杂志，2019（19）：1449-1453.

［3］刘小海，王任直. 加强多学科协作，做好难治性垂体腺瘤诊疗工作［J］. 中华医学杂志，2019（19）：1443-1445.

［4］连小兰. 加强多学科协作提升垂体促甲状腺激素腺瘤的诊治水平［J］. 中华医学杂志，2017，97（15）：1123-1124.

［5］柴晓峰，邓侃. 中国垂体促甲状腺激素腺瘤诊治专家共识（2017）［J］. 中华医学杂志，2017，97（15）：1128-1131.

第四章

漫话听神经瘤

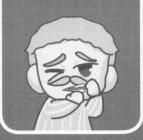

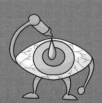

第一节 就诊篇

一、听神经在哪里?

听神经又称前庭蜗神经,是人的第
Ⅷ对脑神经,为感觉神经。位于内听
道,由蜗神经和前庭神经两部分组成。

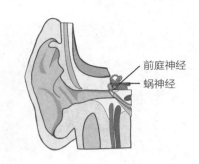

前庭神经
蜗神经

二、听神经有什么功能?

蜗神经传入听觉冲动,前庭神经传入平衡觉冲动。两根神经都出内耳门,
同行入颅腔。听神经的功能是把与听觉和平衡觉有关的神经冲动传入脑。

三、听神经瘤是什么?

听神经瘤是起源于听神经鞘的良性
肿瘤,多来自听神经前庭段,又称前庭
神经鞘瘤,位于内听道,此区域集中面
神经、三叉神经、蜗神经、前庭神经,
毗邻脑桥和小脑。

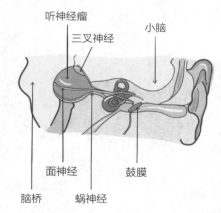

听神经瘤
三叉神经
小脑
面神经
鼓膜
脑桥
蜗神经

四、听神经瘤有哪些临床表现?

(一)前庭神经、蜗神经受累

1. 听力下降 听神经瘤最常见的
表现,约占95%,多是慢性进行性听力
下降,可能发展为听力完全消失,也可
突发出现听力下降。

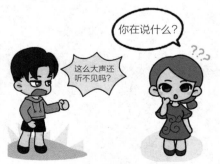

你在说什么?

这么大声还
听不见吗?

2. 耳鸣　多为首发症状，继而出现一侧听力进行性减退、失聪，顽固性耳鸣在听力完全丧失后仍可存在。

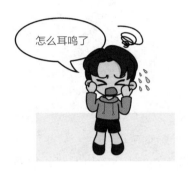

怎么耳鸣了

3. 眩晕　发作性眩晕可反复发作，以行走不稳和平衡失调为主。眩晕多出现在肿瘤生长早期，此症状随时间可减轻或消失。

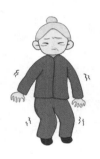

（二）邻近部位的脑神经受损

1. 三叉神经　肿瘤压迫三叉神经可出现面部疼痛，面部感觉减退，角膜异物感，角膜反射减弱或消失，同侧颞肌和咀嚼肌肉萎缩，咀嚼无力。

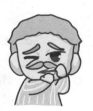

2. 面神经　肿瘤影响面神经会出现面肌抽搐，口眼歪斜，无法完成抬眉、闭眼、鼓嘴等动作，泪液分泌异常，味觉减退或消失。

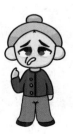

3. 动眼神经　眼睑下垂，瞳孔对光反射消失，瞳孔散大。

正常眼睛　　　　眼睑下垂眼睛

4. 后组脑神经　咽反射消失，胸锁乳突肌、斜方肌麻痹或萎缩。

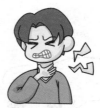

（三）脑干及小脑受压

1. 脑干受压　患者出现病变对侧偏瘫、偏身感觉减退。

2. 小脑受压　眼球水平震颤，向病侧注视较向健侧注视更明显，以及共济失调、步态不稳、肌体无力、反射亢进和病理征等。

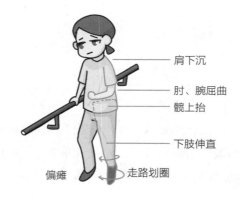

肩下沉

肘、腕屈曲

髋上抬

下肢伸直

偏瘫　　　　走路划圈

（四）颅内压增高症状

第四脑室受压，阻碍脑脊液循环导致颅内压增高出现头痛、呕吐、视盘水肿、视力减退或继发性视神经萎缩。

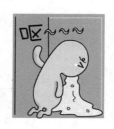

（五）头痛

除颅内压增高可引起头痛外，肿瘤局部刺激也常引起头痛，表现为局部枕下区压痛及枕部头痛。如果发生小脑扁桃体下疝畸形可出现颈项强直、颈部疼痛。

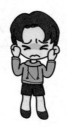

五、为什么会得听神经瘤?

听神经瘤的病因尚不清楚,可能与遗传因素、物理因素、化学因素、生物因素有关。

六、为了进一步明确是否患有听神经瘤,还需要做哪些检查?

(一)听力学检查

电测听、脑干听觉诱发电位、语言分辨测试、眼球震颤电图等;脑干听觉诱发电位可用于早期诊断。

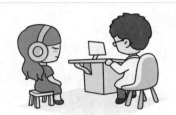

(二)前庭神经功能检查

冷热试验及前庭诱发肌源性电位有助于判断听神经瘤的起源神经。

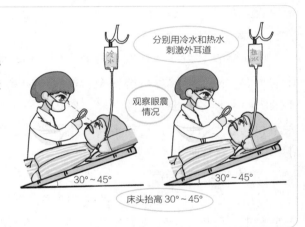

分别用冷水和热水刺激外耳道

观察眼震情况

冷水

热水

30°~45°

30°~45°

床头抬高 30°~45°

(三)面神经功能检查

面神经功能检查包括肌电学检查和非肌电学检查。

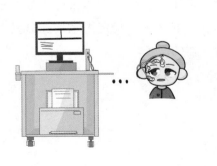

（四）影像学检查

可选择 MRI 或 CT，首选 MRI。

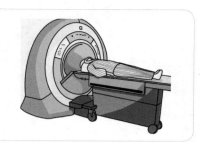

七、听神经瘤怎么治疗呢？

（一）定期随访观察

对于肿瘤较小、年龄较大，或有同侧听力丧失但没有脑干压迫或脑积水症状的患者可进行随访观察，每 6 个月复查 CT 或 MRI，监测肿瘤生长情况，观察症状。如果症状和体征因肿瘤增大加重，或肿瘤生长每年大于 2mm，则考虑手术切除或立体定向放射治疗。

（二）手术切除

听神经瘤多为良性肿瘤，手术切除是治疗听神经瘤的主要方式，能够尽可能安全、彻底地切除。常见手术入路有经乙状窦后入路、经迷路入路、经颅中窝入路和耳囊入路四种，选择不同入路需要考虑肿瘤大小、位置、双耳听力水平及年龄。

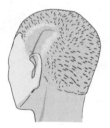

（三）立体定向放射治疗

可通过伽马刀、射波刀、改良的直线加速器和质子束实现。可单独治疗或者作为外科手术的辅助性治疗。多用于直径小于 3cm 的肿瘤，还可用于不愿行手术、一般情况不稳定手术切除后复发或手术后仍有残余肿瘤的患者。

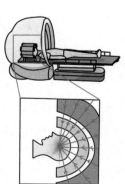

第二节 入院篇

一、什么情况下需要入院治疗?

1. 随访观察患者发现肿瘤快速生长迹象。
2. 不能严格坚持随访。
3. 首次确诊肿瘤巨大，症状明显。

二、入院前该准备什么?

（一）物品准备

1. 入院证、身份证、医保卡。
2. 院前的检验报告、影像学资料等。
3. 洗漱用品、换洗衣物等日常生活用品。

（二）调整生活方式

1. 手术前 2 周禁烟、禁酒。
2. 女性患者避开月经期。
3. 保持心情愉悦，保证充足睡眠，适当休息，避免过度劳累。

（三）社会支持

1. 主动与家属沟通交流，避免过度担心及焦虑。
2. 有眩晕、步态不稳者须有一名家属陪同入院。

第三节 住院篇

一、手术前如何进行大小便训练?

(一)小便管理

手术前 2 日开始练习床上解小便,接入手术室之前在病房解尽小便。

(二)大便管理

使用坐便器,避免用力解大便,必要时可使用润肠通便的药物帮助排便,如麻仁丸、开塞露等。

二、手术前手术部位需要做什么准备呢?

(一)立体定向放射治疗

手术前 2 日,每日用洗必泰(氯己定溶液)清洁头发一次。

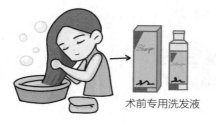

术前专用洗发液

(二)开颅手术

手术前 2 日,每日用洗必泰(氯己定溶液)洗头发一次,手术前由护士编发,无需剃除所有头发。

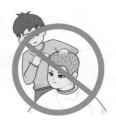

三、手术前要注重营养,那是什么都可以吃吗?

(一)普通患者

进食普通饮食,与健康成人的饮食类型相同,无特殊饮食禁忌,主要注意饮食均衡和多样化。

（二）糖尿病患者

采用糖尿病饮食，控制总热量的摄入，少食多餐，多食用粗粮及含膳食纤维成分较多的碳水化合物，如麦片、玉米面、绿色蔬菜等，从而减少餐后血糖的波动。每日还要补充适当的蛋白质，并且严格控制脂肪的摄入。

（三）高血压患者

采用低盐饮食，即每日可用食盐不超过 2g 或酱油不超过 10ml。禁止食用腌制食品，如咸菜、香肠、腊肉、火腿等。

（四）高脂血症患者

采用低脂饮食，饮食应清淡、少油，禁止食用肥肉、蛋黄、动物脑等脂肪含量较高的食物。

（五）进食有呛咳患者

使用糊状饮食，如米糊、菜糊，避免在进食的过程中发生呛咳。

（六）吞咽困难患者

留置胃管，由护士喂流质饮食，帮助患者进食。

四、手术当天可以吃饭吗？具体可以吃些什么？

（一）手术前一晚

在正常饮食后加餐高蛋白营养制剂，为患者补充能量以降低术中应激反应。

（二）手术前 6 小时

可吃稀饭、馒头、米糊等淀粉类或饮用牛奶，为患者手术补充能量。

（三）手术前 2 小时

可饮用不超过 200ml 的含糖的清亮液体（不含茶、咖啡及含酒精的饮料），及碳水化合物营养制剂等，增加患者舒适度，减少术前口渴、饥饿、烦躁、低血糖等不良反应。

（四）手术后返回病房

麻醉清醒后即可咀嚼口香糖，促进胃肠功能恢复；检查患者无后组脑神经受损后，饮用温水 50 ~ 100ml。

（五）返回病房 2 小时

1. 若饮水无恶心、呕吐、呛咳，可分次、少量进食稀饭、面条、蒸蛋等流质饮食。如无呛咳，则给予半流质、易消化饮食，然后逐渐过渡为正常饮食；若有轻微呛咳，选择健侧进食，并给予糊状饮食，如米糊、菜泥、水果泥等。

2. 若有吞咽困难，留置胃管，鼻饲流质食物，并注意观察胃液，以及时发现应激性溃疡。

五、手术后需要吃大鱼大肉吗？

手术后饮食同手术前常规饮食，尽量吃清淡、易消化、富含高蛋白的饮食，避免辛辣、刺激饮食，以免对胃肠道消化功能产生影响。

六、手术后如何处理伤口及引流管？

（一）立体定向放射治疗

手术后 3 日保持头部定位穿孔处干燥，手术后可正常进行工作生活。

（二）开颅手术

1. 伤口的护理

（1）保持伤口敷料清洁干燥。

（2）观察伤口是否出现红肿、渗出液增多等情况。

（3）保持伤口敷料固定，勿自行为伤口涂药。

2. 引流管的护理

（1）创腔引流管在手术后 24～48 小时内与创腔位置一致，48 小时后将引流袋逐渐放低以达到充分引流。

（2）若创腔引流管与脑室相通，则将引流袋挂高创面 10～15cm，观察引流管内水柱，若有波动则引流通畅，若无波动通知医生处理。

（3）患者带回的引流管要妥善固定以防拔脱，保持引流管通畅，避免扭曲、弯折、受压，观察并记录引流液的性状、量。

（4）在搬运患者或患者外出检查前要关闭引流的开关。拔管前先夹闭引流管，若患者出现头痛、恶心、呕吐等情况，立即通知医生开放引流管。

七、手术后患者体位如何摆放？

手术后返回病房的患者抬高床头 15°～30°，便于水肿消退，翻身时头、颈、躯干呈一条直线，动作轻柔。经过检查和评估，有后组脑神经受损、吞咽功能障碍者应侧卧，以免口鼻腔分泌物进入气管。

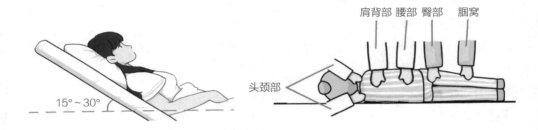

八、手术后的并发症有哪些？

（一）面神经损伤

面神经受损引起面瘫及眼睑闭合不全，患者术后应保持眼部清洁，可使用眼药水滴眼，或凡士林纱布覆盖，夜间睡觉时可使用眼罩保护；手术前开始每日练习皱眉、眨眼、耸鼻、动鼻翼、露齿、鼓腮、吹气动作，进行面肌功能训练，同时手术后配合手法进行面部肌肉按摩，有利于面神经麻痹的恢复。

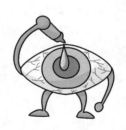

（二）后组脑神经受损

患者手术后出现声音嘶哑、发声困难，进食出现吞咽困难、呛咳、咳嗽反射减弱或消失，导致肺部感染。

1. 肌肉训练　指导患者每日进行吹口哨、双唇夹物训练，舌的左右顶腮、伸展回缩、伸舌够物训练，促进肌肉收缩恢复。

2. 吞咽训练　患者餐后进行空吞咽或吞咽口水训练，既有利于吞咽模式的恢复，又能去除咽部食物残留。

3. 呼吸训练　让患者充分吸气、憋气，做吞咽动作，呼气后用力咳嗽，训练气管异物排出的反射。同时对患者进行口腔卫生清洁，行雾化吸入，加强翻身叩背，促进患者排痰。不能有效清除呼吸道分泌物者，应给予负压抽吸，必要时行气管切开或气管插管。

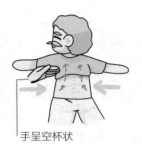

手呈空杯状

（三）脑脊液耳漏、鼻漏

1. 脑脊液耳漏，在枕上垫无菌巾，头偏向患侧。

2. 脑脊液鼻漏，严禁经鼻插胃管或鼻导管，嘱患者勿屏气、擤鼻、用力排便等，以免加重脑脊液鼻漏。

3. 脑脊液耳漏、鼻漏患者严禁做耳鼻道填塞、冲洗及滴药，同时对患者进行动态体温监测，合理使用抗生素，以免发生颅内感染。

（四）颅内出血

手术后颅内出血与肿瘤切除后创口有关，有凝血障碍、肿瘤巨大、高血压病史的患者更易出现术后颅内出血。手术后需严密观察患者瞳孔及意识变化，对突然持续剧烈头痛、呕吐，出现大量新鲜引流液的患者要及时通知医生并复查CT，积极配合医生行再次手术准备。

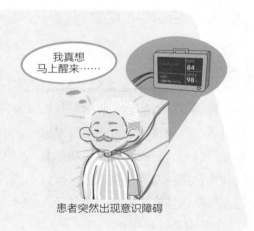

我真想马上醒来……

患者突然出现意识障碍

第四节　出院篇

一、出院流程是什么？

1. 患者一旦符合出院标准，医生会提前通知患者做好准备。

2. 医生开具出院证，护士办理完成后会送至患者床旁，交代出院后相关注意事项。

3. 前往医院财务处结账、报销后，收拾好物品即可离开。

二、出院后康复期需要注意哪些？

1. 有神经功能缺损的患者，在手术后半年至 1 年可有部分功能恢复，可选择对应的辅助治疗，如针灸、理疗、面部活动操等。

2. 注意加强营养，避免食用容易导致误吸的食物，不用吸管进食、饮水，以免误入气管导致呛咳、窒息。

3. 听力障碍的患者尽量不要单独外出，如有需要可配备助听器。

4. 走路不稳的患者在出院后进行平衡功能训练，外出时家人陪同，防止摔伤。

5. 眼睑闭合不全者外出时佩戴墨镜，夜间用干净湿毛巾覆盖眼睛，或涂眼膏保护。

6. 出现面瘫、声音嘶哑者，其家人及朋友应该安慰、开导患者，鼓励参加社会活动。

三、伤口什么时候拆线？

（一）立体定向放射治疗

无须拆线。

（二）开颅手术

手术后 2 周，由康复病区或当地医院门诊医生查看伤口的愈合情况后拆线。拆线后 1～2 日，若伤口无红肿、渗出等情况，即可沾水。

四、出院后没有安全感怎么办？

正确掌握听神经瘤的相关知识，与家属多沟通交流。出现严重焦虑导致睡眠障碍的患者向心理医生寻求专业帮助。

五、什么时候需要回医院复查？

1. 立体定向放射疗法治疗后的患者，在治疗后 6 个月、1 年、2 年及逐年或隔年随诊。

2. 手术患者手术后 3～6 个月门诊复查，行 CT 或 MRI 检查。

（于艾平　刘闻捷　陈茂君　陈沅杰）

［1］中国颅底外科多学科协作组. 听神经瘤多学科协作诊疗中国专家共识［J］. 中华神经外科杂志，2016，32（3）：217-222.

［2］夏寅，张文阳. 听神经瘤治疗策略［J］. 中国耳鼻咽喉颅底外科杂志，2019，25（01）：10-14.

［3］杨宝燕. 58 例巨大听神经瘤患者术后并发症的护理观察［J］. 医学理论与实践，2018，31（07）：1056-1057.

［4］吴皓，汪照炎. 听神经瘤临床研究新进展［J］. 中华耳科学杂志，2019，17（3）：334-338.

第五章
漫话脑干肿瘤

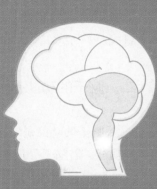

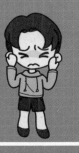

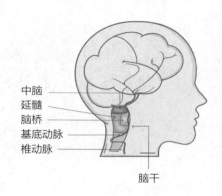

中脑
延髓
脑桥
基底动脉
椎动脉

脑干

第一节 就诊篇

一、脑干在哪里?

脑干位于大脑下方,是中枢神经系统的较小部分,呈不规则的柱状形。脑干自下而上由延髓、脑桥、中脑3部分组成。

二、脑干的功能是什么?

脑干的功能是维持个体生命,包括心跳、呼吸、消化、体温、睡眠等重要生理功能。若脑干受损伤,将引起心跳、血压、呼吸的严重障碍,甚至危及生命。

脑干包括以下四个重要构造:

（一）延髓

延髓位于脑的最下部,与脊髓相连。主要功能为控制呼吸、心跳、消化等。支配呼吸、排泄、吞咽、肠胃等活动。

（二）脑桥

脑桥位于中脑与延髓之间,有协调身体两侧肌肉活动的功能,对人体的睡眠有调节和控制作用。

（三）中脑

中脑位于脑桥之上,是视觉与听觉的反射中枢。凡是瞳孔、眼球、肌肉等活动,均受中脑的控制。

（四）网状系统

网状系统位于脑干的中央,主要功能是控制觉醒、注意、睡眠等不同层次的意识状态。

脑干复杂的神经分布与脑干的功能密切相关。

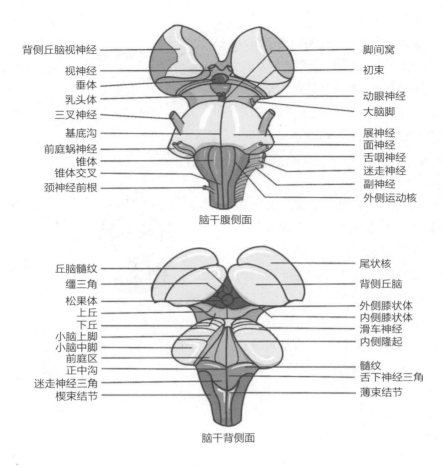

背侧丘脑视神经

视神经

垂体

乳头体

三叉神经

基底沟

前庭蜗神经

锥体

锥体交叉

颈神经前根

脚间窝

初束

动眼神经

大脑脚

展神经

面神经

舌咽神经

迷走神经

副神经

外侧运动核

脑干腹侧面

丘脑髓纹

缰三角

松果体

上丘

下丘

小脑上脚

小脑中脚

前庭区

正中沟

迷走神经三角

楔束结节

尾状核

背侧丘脑

外侧膝状体

内侧膝状体

滑车神经

内侧隆起

髓纹

舌下神经三角

薄束结节

脑干背侧面

三、什么是脑干肿瘤?

脑干肿瘤是脑干的常见疾病。任何年龄均可发病。脑干肿瘤主要为神经胶质瘤,其次为血管瘤。

四、脑干肿瘤有哪些临床表现?

生长于脑干的肿瘤,临床表现与肿瘤的发生部位、类型及恶性程度等有密切关系。最常见的症状及体征为多发性脑神经损害、锥体束征及小脑体征,病程晚期患者可表现为颅内压增高症状。

（一）中脑肿瘤

较少见，患者可出现眼睑下垂等动眼神经瘫痪症状。由于肿瘤向背侧发展、造成第四脑室或中脑导水管的狭窄或闭锁，故早期即可出现颅内压增高症状，患者常有头痛、眩晕、躁动不安、恶心与呕吐。

正常的眼睑会盖住黑瞳孔2mm以内

中度下垂

轻度下垂

重度下垂

（二）脑桥肿瘤

常出现眼球内斜、复视、嘴巴歪斜、面部麻木等展神经、面神经或三叉神经受累症状，并有运动、感觉和小脑症状等表现。该部位肿瘤的颅内压增高症状出现较晚。

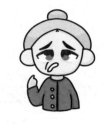
眼球内斜、复视、嘴巴歪斜、面部麻木

（三）延髓肿瘤

多有明显的症状和体征，如延髓两侧性损害，可表现为双侧后组脑神经麻痹，患者有吞咽呛咳、声音嘶哑、舌肌麻痹和萎缩等。随着肿瘤的发展，累及脑干腹侧面的锥体束时，则出现交叉性瘫痪，表现为同侧的脑神经麻痹和对侧的肢体肌力下降、肌张力增高、腱反射亢进及病理征阳性。肢体的瘫痪常先从一侧下肢开始，继之发展到该侧上肢。但有些生长缓慢的肿瘤早期表现常不明显。延髓肿瘤早期一般无颅内压增高症状，但肿瘤内出血或囊性变、影响脑脊液循环时，则可出现颅内压增高。此外，小脑体征亦不少见，表现为步态不稳，闭目难立征阳性，眼球震颤及共济失调。晚期可出现双侧脑神经受累和锥体束征。部分患者还可因肿瘤侵及延髓及上颈髓而出现强迫头位。

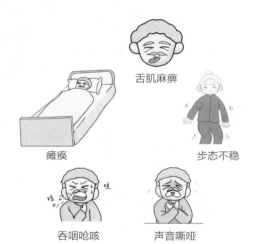
瘫痪
舌肌麻痹
步态不稳
吞咽呛咳
声音嘶哑

（四）恶性弥漫型肿瘤

一般病程短，病情发展迅速，伴有严重的脑干损害体征，包括脑神经麻痹等表现。但早期颅内压增高体征却较少见，多出现于病情的晚期。

（五）膨胀型肿瘤

神经功能损害表现通常进展缓慢，有些病例脑干局灶性损害体征很轻微。中脑肿瘤可有多种不同的肢体痉挛表现。

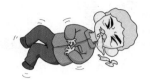

五、为什么会得脑干肿瘤？

脑干肿瘤的形成涉及多种影响因素，病因尚未明确。目前研究认为可能与遗传因素、物理因素、化学因素、病毒感染有关。

六、为了进一步明确是否患有脑干肿瘤，需要做哪些检查？

（一）脑干听觉诱发电位

脑干听觉诱发电位结合其他听觉功能检查，可用于评估脑干功能。

（二）头部 CT 增强扫描

有助于判断肿瘤的部位。根据扫描结果，可将脑干肿瘤分为 3 型：Ⅰ 型为无强化病灶，表现为低密度病变；Ⅱ 型弥漫性强化；Ⅲ 型为环形强化。

注意
事项

头部 CT 扫描检查时，需去除检查部位遮挡物以及金属饰物，以免遮盖病变部位。

（三）头部冠、矢状位 MRI 增强扫描

与 CT 扫描相比，由于其多视角成像及无颅底骨伪影干扰，能更清晰地显示病变部位及范围，有助于选择手术方式，初步判断肿瘤类型及判断预后。

> **注意事项**
>
> MRI 检查时，勿佩戴金属物品及磁性物件（如钥匙、手机、助听器、项链、耳环、硬币等）。凡安有心脏起搏器、动脉瘤术后体内有金属夹的患者，妊娠患者及体内有其他金属植入物、异物或避孕环的患者，请于检查前告知检查室医务人员。

七、脑干肿瘤如何治疗？

（一）一般治疗

加强支持和对症治疗，控制感染，维持营养和水电解质平衡。有吞咽困难和呼吸衰竭者，应采用鼻饲，建立人工气道，呼吸机辅助呼吸。有颅内压增高者，应给予脱水剂，并加用皮质类固醇药物。

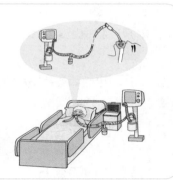

（二）放射治疗

对于一些特殊类型的脑干肿瘤，可行放射治疗改善患者的症状和体征。放射治疗可以单独进行，也可与手术后治疗相配合。

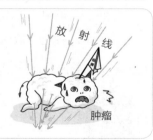

放射线

肿瘤

（三）化学药物治疗

根据患者肿瘤的类型和级别，由肿瘤科专科医生调整化疗方案。常见的方案包括：细胞毒性药物化疗、分子靶向药物化疗；替莫唑胺；贝伐珠单抗等。

（四）手术治疗

　　脑干肿瘤在以往被认为是手术"禁区"，因为手术困难较大，易造成脑干内的重要结构损伤，手术致残率及手术死亡率较高，预后不良。近年来，随着显微神经外科技术的迅速发展，脑干肿瘤手术效果明显改善。尽管脑干肿瘤手术仍有较大风险，但对于较局限、呈结节状或囊性变、分化较好的肿瘤，应积极采用手术切除，预后较好。对于良性型的脑干肿瘤，采取全切除手术方式可以获得根治效果。

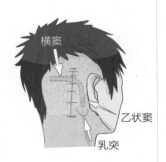

八、脑干肿瘤可以采用伽马刀治疗吗？

　　对手术后残存的肿瘤可选择伽马刀治疗。

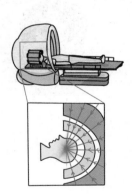

第二节 入院篇

一、什么情况下需要入院手术?

1. 肿瘤内出血或囊性变。

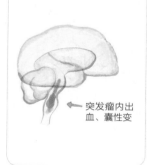

→ 突发瘤内出血、囊性变

2. 脑干肿瘤的占位效应引起压迫症状,如压迫中枢神经系统,引起吞咽呛咳、声音嘶哑、舌肌麻痹、肢体瘫痪、眼球震颤、共济失调等。

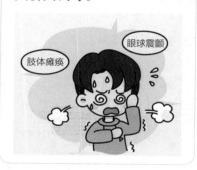

眼球震颤

肢体瘫痪

3. 出现剧烈的头痛、喷射性呕吐、视物模糊。

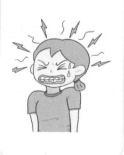

二、入院前该准备什么?

(一)物品准备

1. 入院证、身份证、医保卡。
2. 院前的检验报告、影像学资料等。
3. 换洗衣物、洗漱用品等。

(二)调整生活方式

1. 手术前2周须戒烟、戒酒。
2. 女性手术避开月经期。
3. 适当休息,保证充足的睡眠,同时避免过度劳累。

第三节 住院篇

一、手术前如何进行大小便训练？

（一）小便管理

手术前 2 日开始练习床上解小便，接入手术室之前在病房解尽小便。

（二）大便管理

使用坐便器，避免用力解大便，必要时可使用润肠通便的药物帮助排便。

二、手术前需要剃光头吗？

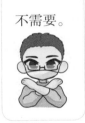

不需要。

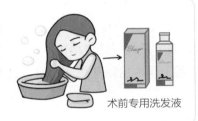

开颅手术者，手术前 2 日，每日用洗必泰（氯己定溶液）皮肤清洗消毒液清洁头发及头皮一次。

术前专用洗发液

三、手术前要注重营养，那是什么都可以吃吗？

（一）普通患者

进食普通饮食，与健康成人的饮食类型相同，无特殊饮食禁忌，主要注意饮食均衡和多样化。

（二）糖尿病患者

采用糖尿病饮食，控制总热量的摄入，少食多餐，多食用粗粮及含膳食纤维成分较多的碳水化合物，如麦片、玉米面、绿色蔬菜等，从而减少餐后血糖的波动。每日还要补充适当的蛋白质，并且严格控制脂肪的摄入。

（三）高血压患者

采用低盐饮食，即每日可用食盐不超过 2g 或酱油不超过 10ml。禁止食用腌制食品，如咸菜、香肠、腊肉、火腿等。

（四）高脂血症患者

采用低脂饮食，饮食应清淡、少油，禁止食用肥肉、蛋黄、动物脑、内脏等脂肪含量较高的食物。

四、手术当天可以吃饭吗？具体可以吃些什么？

（一）手术前一晚

在正常饮食后加餐高蛋白营养制剂，如蛋白粉、牛奶等，为患者补充能量以降低术中应激反应。

（二）手术前 6 小时

可以吃稀饭、馒头等淀粉类固体或饮用牛奶，为患者手术补充能量。

（三）手术前 2 小时

可饮用不超过 200ml 的碳水化合物（不包括茶、咖啡及含酒精的饮料），如白开水、可乐、糖开水、不含渣的果汁等，增加患者舒适度，减少术前口渴、饥饿、烦躁、低血糖等不良反应。

（四）手术后返回病房

麻醉清醒后即可咀嚼口香糖，促进胃肠功能恢复；若口渴可饮用温水 50 ~ 100ml。

（五）返回病房 2 小时

若饮水无恶心、呕吐、呛咳，可以适量进食稀饭、面条、蒸蛋等流质、半流质易消化饮食，然后逐渐过渡为正常饮食。

五、手术后需要吃大鱼大肉吗？

手术后饮食同手术前常规饮食，尽量吃清淡、易消化、富含高蛋白的饮食，避免辛辣、刺激饮食，以免对胃肠道消化功能产生影响。

六、手术后需要注意什么？

1. 抬高床头 15°~30°，有利于颈静脉回流，减轻脑水肿。

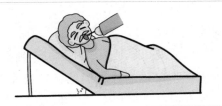

2. 需在协助下轴线翻身，保持头、颈、躯干在一条直线上。

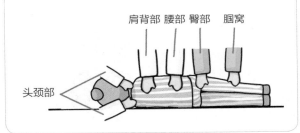

肩背部　腰部　臀部　腘窝

头颈部

3. 叩背排痰，保持呼吸道通畅。

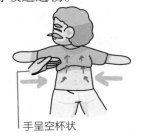

手呈空杯状

七、手术后如何处理伤口？

1. 保持伤口敷料清洁干燥。
2. 观察伤口是否出现红肿、渗出液增多等情况。
3. 保持伤口敷料固定，勿自行为伤口涂药。

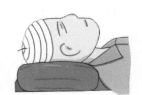

八、手术后会出现什么情况？怎么处理？

（一）颅内出血

颅内出血是手术后最危险的并发症，表现为精神不振、血压上升，呼吸、脉搏下降，一侧肢体活动差等症状，手术后 72 小时，尤其是手术后 24 小时内需要密切观察。

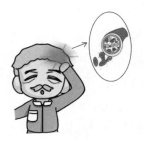

（二）呼吸功能障碍

呼吸功能障碍是术后常见的并发症。延髓肿瘤患者，术后易发生呼吸肌麻痹，表现为呼吸不规则、减弱甚至呼吸骤停。肿瘤位于延髓腹侧时术后可出现呼吸变浅、变慢。肿瘤位于桥延部位时，术后易出现呼吸时快时慢、通气变深、深大吸气后呼吸间隔延长。肿瘤位于延髓闩部术后可出现不对称的呼吸运动，自主呼吸浅快。需要重点观察呼吸频率、节律、深浅度。持续吸氧，监测血氧饱和度，行血气分析，观察皮肤黏膜的颜色，有无发绀，口唇有无青紫等，加强叩背、吸痰，保持呼吸道通畅。如患者夜间出现呼吸减慢，要尽快叫醒。

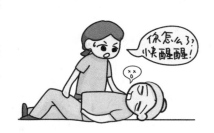

（三）消化道出血

消化道出血多出现在手术后 3~5 日，需早期预防，做好胃液监测，鼻饲前回抽胃液观察有无咖啡色样改变；观察呕吐物及大便的颜色，发现异常及时留取标本送检。

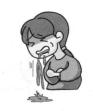

（四）后组脑神经受损

后组脑神经受损表现为咳嗽反射差，痰多不易排出，出现呼吸困难、发绀、憋闷、吞咽困难等。需加强翻身叩背，雾化吸入，必要时行气管切开。警惕误吸，必要时留置胃管，少量多次饮水训练吞咽功能。

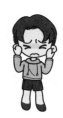

（五）高热

体温超过 38.5℃时，遵医嘱给予药物降温；体温 37.5~38.5℃时可采用温水擦浴、头枕冰袋，腹股沟、颈部、腋下放置冰袋等多种物理降温方式。对中枢性高热患者可采用亚低温治疗。

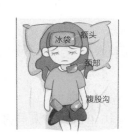

（六）脑干水肿

脑干水肿是脑干手术后的常见并发症，表现为意识障碍、肢体瘫痪等。需严密观察患者

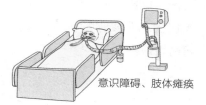
意识障碍、肢体瘫痪

意识、生命体征变化，静脉输注甘露醇等脱水剂，及时复查头颅 CT。

（七）术后疼痛

正确表达头痛的部位、性质、评分，严密观察患者意识、生命体征变化，静脉输注甘露醇等脱水剂，合理使用镇痛药物，及时复查头颅 CT。

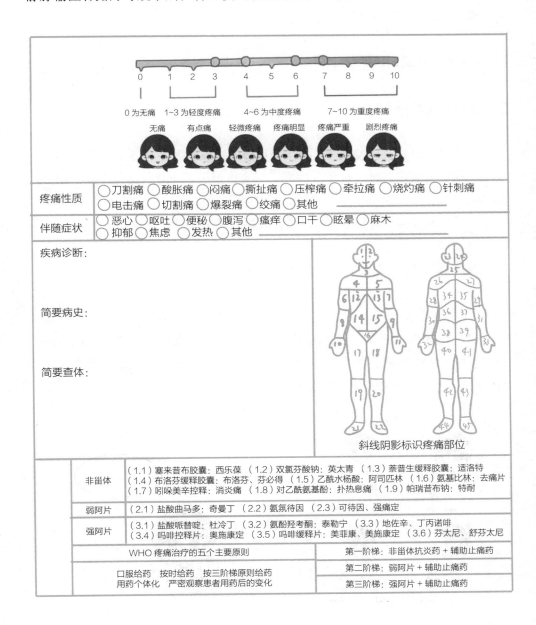

| | 0 为无痛 | 1~3 为轻度疼痛 | 4~6 为中度疼痛 | 7~10 为重度疼痛 |

| 疼痛性质 | ○刀割痛 ○酸胀痛 ○闷痛 ○撕扯痛 ○压榨痛 ○牵拉痛 ○烧灼痛 ○针刺痛 ○电击痛 ○切割痛 ○爆裂痛 ○绞痛 ○其他 _____ |
| 伴随症状 | ○恶心 ○呕吐 ○便秘 ○腹泻 ○瘙痒 ○口干 ○眩晕 ○麻木 ○抑郁 ○焦虑 ○发热 ○其他 _____ |

疾病诊断：

简要病史：

简要查体：

斜线阴影标识疼痛部位

非甾体	（1.1）塞来昔布胶囊：西乐葆 （1.2）双氯芬酸钠：英太青 （1.3）萘普生缓释胶囊：适洛特 （1.4）布洛芬缓释胶囊：布洛芬、芬必得 （1.5）乙酰水杨酸：阿司匹林 （1.6）氨基比林：去痛片 （1.7）吲哚美辛控释：消炎痛 （1.8）对乙酰氨基酚：扑热息痛 （1.9）帕瑞昔布钠：特耐
弱阿片	（2.1）盐酸曲马多：奇曼丁 （2.2）氨氛待因 （2.3）可待因、强痛定
强阿片	（3.1）盐酸哌替啶：杜冷丁 （3.2）氨酚羟考酮：泰勒宁 （3.3）地佐辛、丁丙诺啡 （3.4）吗啡控释片：奥施定 （3.5）吗啡缓释片：美菲康、美施康定 （3.6）芬太尼、舒芬太尼
WHO 疼痛治疗的五个主要原则	第一阶梯：非甾体抗炎药 + 辅助止痛药
口服给药 按时给药 按三阶梯原则给药 用药个体化 严密观察患者用药后的变化	第二阶梯：弱阿片 + 辅助止痛药 第三阶梯：强阿片 + 辅助止痛药

第四节 出院篇

一、要达到什么标准才可以出院？

脑干肿瘤术后，如果没有特殊情况，一般手术后 5 ~ 7 日可以出院。

二、出院流程是什么？

1. 患者一旦符合出院标准，医生会提前通知患者做好准备。

2. 医生开具出院证，护士办理完成后会送至患者床旁，交代出院后相关注意事项。

3. 前往医院财务处结账、报销后，收拾好物品即可离开。

三、出院后康复期需要注意哪些？

1. 观察伤口情况，规范的康复训练，进食半流质饮食，少量多次进食训练吞咽功能，勿用力排便等。

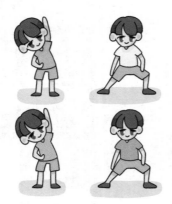

2. 注意加强营养，进食高蛋白、低脂肪、易消化的半流质饮食，水果、蔬菜可加工成半流质状态食用。

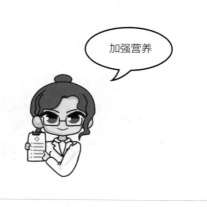

加强营养

四、伤口什么时候拆线?

手术后 2 周,在康复病区或前往当地医院门诊由医生查看伤口愈合情况后拆线。拆线后 1～2 日,伤口无红肿、渗出等即可沾水。

五、什么时候需要回医院复查?

1. 复查需行头部冠、矢状位 MRI 增强扫描。

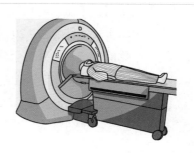

2. WHO Ⅰ级肿瘤术后,第 1 年每 3 个月复查一次,手术后第 2 年每 6 个月复查一次,此后每年复查一次,如有病情变化随时就诊。

3. WHO Ⅱ～Ⅳ级肿瘤,建议手术后 1 个月门诊复查。需要放疗者,在放疗结束后 1 个月再次复查。未行放疗者每 3 个月复查一次,2 年后每 6 个月复查一次,5 年后每年复查一次,如有病情变化随时就诊。

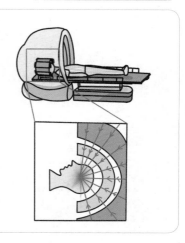

（刘倩　刘闻捷　崔文耀　陈沅杰）

参考文献

［1］李恩耀，丁凯，李立国，等. 听觉脑干诱发电位在小儿脑病中的研究进展［J］. 系统医学. 2020，5（04）：189-191.

［2］郑永. 神经电生理监测结合神经导航技术切除脑干胶质瘤效果观察［J］. 中国肿瘤外科杂志，2020，12（02）：135-139.

［3］刘伟明，王慧，赵丛海，等. 脑干肿瘤显微外科治疗31例分析［J］. 中华实验外科杂志，2017，34（08）：1422-1423.

［4］中华医学会神经外科学分会肿瘤学组. 脑干胶质瘤综合诊疗中国专家共识［J］. 中华医学杂志，2017，97（13）：964-975.

第·六章
漫话自发性脑出血

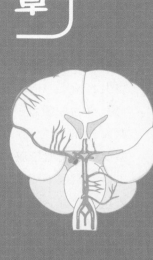

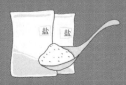

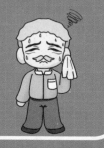

第一节 就诊篇

一、什么是自发性脑出血？

自发性脑出血是指非外伤情况下，各种原因引起的脑动脉、静脉或毛细血管破裂引起脑实质内出血。按照发病原因，可将其分为原发性和继发性脑出血。其中，原发性脑出血在脑出血中占 80% ~ 85%，主要包括高血压脑出血、淀粉样血管病脑出血和原因不明脑出血。继发性脑出血主要包括动静脉畸形、动脉瘤、海绵状血管瘤、动静脉瘘、Moyamoya 病（烟雾病）、血液病或凝血功能障碍、颅内肿瘤、血管炎、出血性脑梗死、静脉窦血栓及药物副反应等原因导致的脑出血。

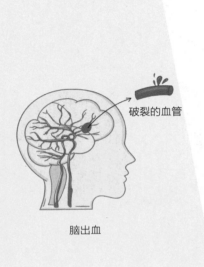

破裂的血管

脑出血

二、自发性脑出血的危险因素有哪些？

1. 脑血管意外　急性脑血管疾病最凶猛的一种，脑血管在长期高血压之下发生退行性变和动脉硬化，易破裂出血。通常在情绪激动、过度兴奋、用力排便、屏气用力或精神紧张时突然发病。

2. 肾动脉硬化　高血压和肾病可以相互作用，形成恶性循环。

3. 高血压性心脏病　高血压可以增加心脏负担。

4. 眼睛损伤、失明　长期高血压可以导致眼睛损伤，甚至失明。

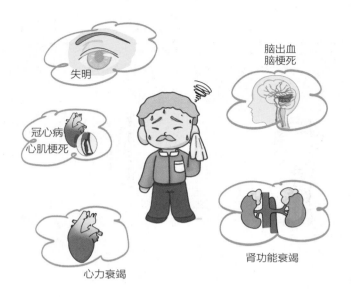

失明

脑出血
脑梗死

冠心病
心肌梗死

肾功能衰竭

心力衰竭

三、自发性脑出血有哪些临床表现？

起病急骤，往往数分钟到数小时内发展到高峰。因出血部位、出血速度不同出现不同的临床表现。

1. 突然感到一侧肢体麻木、无力、活动不便，手持物掉落，嘴歪，走路不稳。

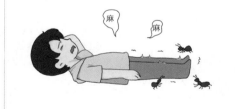

麻　麻

2. 突然发作较为剧烈的头痛，多伴有恶心、呕吐。

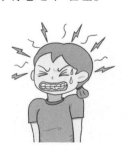

3. 出现头晕的症状，感到周围环境不停旋转，无法稳定站立，或晕倒在地。

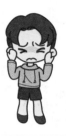

4. 暂时性视物模糊，或眼睛有重影出现，以后可自行恢复正常，或出现失明。

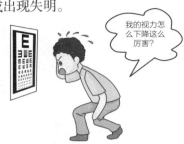

我的视力怎么下降这么厉害？

5. 和人交谈时突然出现语言障碍，口齿不清，听不懂别人所说的话。

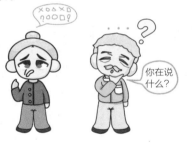

你在说什么？

6. 走路不稳定，意识出现障碍，反应差，甚至神志不清醒，大小便失禁。

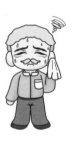

四、自发性脑出血出血部位有哪些？

（一）基底节出血
常累及内囊而出现三偏症状，即对侧偏瘫、偏身感觉障碍和对侧同向性偏盲。

（二）丘脑出血
常侵犯丘脑底部和中脑，出现双侧瞳孔缩小或大小不等，瞳孔对光反射消失，因累及内囊而出现三偏症状。

（三）桥脑出血

严重者可出现深昏迷，四肢瘫痪，针尖样瞳孔，中枢性高热，病情常迅速恶化，通常在 48 小时内死亡。

（四）小脑出血

枕部剧痛，频繁呕吐，眩晕，坐立困难等。

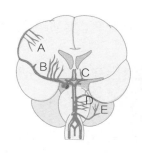

A 皮层下
B 基底节区
C 丘脑
D 脑干
E 小脑

五、为了进一步明确是否患有自发性脑出血，还需要做哪些检查？

（一）CT 检查

CT 平扫可迅速明确脑出血的部位、范围和血肿量等，并协助判断血肿是否破入脑室，是自发性脑出血的首选检查。

注意事项　CT 检查时，需去除检查部位的厚衣服以及金属饰物，以免遮盖病变部位。

（二）MRI 检查

MRI 具有优良的组织分辨能力，为颅内肿瘤诊断的金标准，但检查时间长，急诊及幽闭恐惧症者不易配合。

注意事项　MRI 检查时，勿佩戴金属物品及磁性物件（如钥匙、手机、助听器、项链、耳环、硬币等）。凡安有心脏起搏器、动脉瘤术后体内有金属夹的患者，妊娠患者及体内有其他金属植入物、异物或避孕环的患者，请于检查前告知检查室医务人员。

（三）CT 血管成像和脑血管造影

多用于脑动脉瘤、脑动静脉畸形、烟雾病、血管炎等。

六、自发性脑出血怎么治疗？

（一）内科治疗

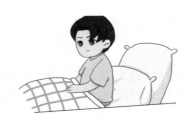

1. 卧床休息，保持安静，避免情绪波动，稳定血压，防止血肿扩大。

2. 根据情况，适当降低颅内压，防治脑水肿，防治癫痫，维持水、电解质，血糖、体温稳定。尽可能避免用力咳嗽、用力排便等，以免引起颅内压骤然增高。

3. 加强呼吸道管理及护理，预防各种颅内及全身并发症。

（二）手术治疗

1. 骨瓣开颅血肿清除术　采用全麻下传统骨瓣开颅。

2. 小骨窗开颅血肿清除术　在显微外科技术下清除血肿并止血。

3. 立体定向辅助钻孔引流术　头部放置立体定向的头架，借助 CT、MRI 定位扫描，可准确将穿刺针或吸引管置于血肿的中心。

4. 脑室外引流术　常规钻孔或者微创钻孔，同时可用注射阿替普酶进行脑室冲洗，以利引流。

5. 神经内镜血肿清除术　采用硬质镜与立体定向技术相结合清除血肿。在 CT 或 B 超定位下穿刺血肿腔，在不损伤血管壁、周围脑组织及不引起新的出血的前提下尽可能清除血肿。

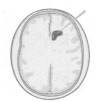

第二节　入院篇

一、什么情况下需要入院手术?

当大脑半球出血大于 30ml，小脑半球出血大于 10ml，并伴有颅内压增高的症状，如影像学发现中线移位明显、侧脑室压闭、脑沟模糊不清、瞳孔不等大或单瞳散大、库欣反应等，应立即行手术治疗。

二、入院前该准备什么?

（一）停药准备

如果有口服阿司匹林等抗凝药物，应在相关科室的医生指导下暂停口服抗凝药物。

（二）物品准备

1. 入院证、身份证、医保卡等。
2. 院前 CT、MRI 等影像学资料。
3. 换洗衣物、洗漱用品等。

第三节 住院篇

一、入院血压高是不是很危险？

血压升高可能会引起血肿扩大继续出血，甚至影响预后效果。有高血压病史的患者，降压幅度应控制在基础血压的 15%~20% 以内，以不超过 20% 为宜，避免血压下降过快、过低引起再出血。

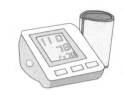

二、入院后能吃东西吗？什么都可以吃吗？

入院后不能吃东西。通常自发性脑出血都是急诊方式入院，需要禁食、禁饮，静脉补充热量。确定治疗方案，暂时不需急诊手术后，可由半流质逐渐过渡到普食，昏迷患者第 2 日留置胃管。

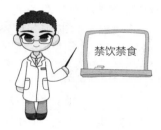

禁饮禁食

三、喝水时老是呛咳，还能吃东西吗？

自发性脑出血损伤脑干舌咽迷走神经核，损坏双侧皮层脑干束，会导致咽部肌肉瘫痪、面部瘫痪，喝水时出现咳嗽、吞咽障碍、嘶哑等症状。如果出现上述症状，需做洼田饮水试验，待吞咽功能恢复正常后再进食、进水。

（一）评估方法

1. 评估患者认知功能（意识、对答是否切题），以及肌力和口腔评估。在认知功能正常、口腔清洁无异物的情况下，可进行下一步。

2. 分别给予 1ml、3ml、5ml 温开水给患者饮下，评估是否有呛咳、是否能顺利咽下。如果能顺利咽下，可进行下一步。

3. 将 30ml 温水递给患者，指导患者像平常一样喝下。同时记录饮水情况，记录饮水前后的氧饱和度。如喝水过程中有任何不适，应暂停喝水，在能耐受的情况下继续喝完水。

（二）吞咽功能障碍级别判断（表6-1）

表6-1　吞咽功能障碍级别判断

级别	饮水情况	血氧饱和度
1级	可一次喝完，无呛咳	下降＜2%
2级	可两次喝完，无呛咳	下降＜2%
3级	能一次喝完，但有呛咳	＞2%
4级	分两次以上喝，且有呛咳	＞2%
5级	常常呛住，难以全部喝完	

（三）评估结果

正常：1级，5秒内。可疑：1级，5秒以上或2级。异常：3级及以上。吞咽功能正常患者，一般可以经口进食；可疑患者和异常患者，在专业人士指导下安全进食（千万不要擅自进食，容易发生呛咳、误吸），或安置一根胃管，经胃管提供营养。

四、手术后要注重营养，那是什么都可以吃吗？

（一）普通患者

患者清醒后，行洼田饮水试验正常后，由半流质逐渐过渡到普食，与健康成人的饮食类型相同，无特殊饮食禁忌，主要注意饮食均衡和多样化。

（二）糖尿病患者

采用糖尿病饮食，控制总热量的摄入，少食多餐，多食用粗粮及含膳食纤维成分较多的碳水化合物，如麦片、玉米面、绿色蔬菜等，从而减少餐后血糖的波动。每日还要补充适当的蛋白质，并且严格控制脂肪的摄入。

（三）高血压患者

采用低盐饮食，即每日可用食盐不超过2g或酱油不超过10ml。禁止食用腌制食品，如咸菜、香肠、腊肉、火腿等。

（四）高脂血症患者

采用低脂饮食，饮食应清淡、少油，禁止食用肥肉、蛋黄、动物脑等脂肪含量较高的食物。

（五）昏迷患者

昏迷患者不能经口进食者，遵医嘱静脉补充营养或管喂肠内营养制剂。

五、住院期间需要吃哪些特殊的药？需要注意什么？

根据患者病情，可能需要服用以下药物：

1. 降压药　定时服药，不能随意停药，监测血压，保持情绪稳定。

2. 降糖药　不要擅自停药、换药、更改剂量等，定时监测血糖。

3. 抗癫痫药　丙戊酸钠缓释片（德巴金）、左乙拉西坦片。

特别注意　使用任何药物出现不良反应时，应及时告知医护人员。

六、手术后静脉输注 20% 甘露醇注射液，需要注意些什么呢？

20% 甘露醇注射液静脉快速输注可以起到脱水、降低颅内压的作用。该液体为高渗透压，输注过程中对静脉血管的刺激较大，容易引起静脉炎，静脉输注时宜选择粗、直且避开关节的血管进行穿刺。输注后小便量增多，需及时补充水和电解质。

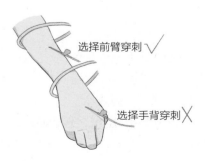

选择前臂穿刺 √

选择手背穿刺 ✗

七、手术后偏瘫肢体该怎么摆放？

（一）偏瘫患者卧位

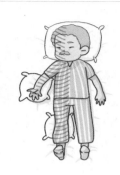

　　头部位于枕头上，面部朝向患侧，不能使胸椎屈曲；偏瘫侧上肢固定于枕头上，肘关节伸直、腕关节背伸掌心向上，指关节尽量伸直；偏瘫侧臀部及大腿放于枕头上使骨盆向前，防止患腿外旋，膝关节下放一小枕。

（二）偏瘫患者患侧卧位

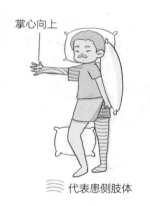

掌心向上

　　躯干略微后仰，背后和头部放一枕头，固定偏瘫侧肩关节向前平伸外旋。

　　偏瘫侧上肢：和躯干成 90° 角。在床铺边放一小台子，手完全放上，肘关节尽量伸直手掌心向上。

　　偏瘫侧下肢：膝关节略为弯曲臀部伸直。

〰〰 代表患侧肢体

（三）偏瘫患者健侧卧位

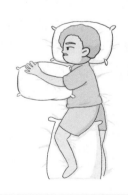

　　躯干略为前倾。

　　偏瘫侧肩关节：向前平伸。

　　偏瘫侧上肢：放枕头上，和躯干成 100° 角。

　　偏瘫侧下肢：向前屈膝屈髋，并完全由枕头支持，注意足不能内翻悬在枕头边缘。

八、手术后会出现什么情况？危险吗？

（一）颅内出血

　　手术后最严重的并发症，表现为意识加深、双瞳不等大，头部引流管引流液颜色逐渐加深。遵医嘱使用脱水药、止血药，保守治疗无效者应及时再次手术。

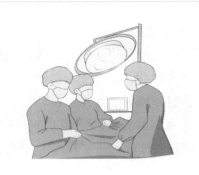

（二）颅内感染

　　手术后 3 日体温持续高热，腰穿脑脊液白细胞升高，脑膜刺激征阳性。遵医嘱调整抗生素，行物理降温，持续腰穿引流脑脊液。

伤口红肿

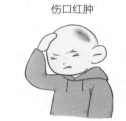

（三）肺部感染

　　气道痰多、肺部湿啰音，体温持续性高热。应进行早期痰培养及药物敏感试验，使用有效抗生素，加强全身营养支持，加强翻身、叩背、有效排痰，必要时行气管切开。

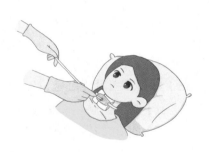

九、手术后怎么处理手术部位皮肤和伤口?

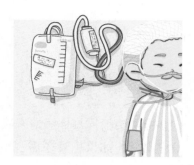

1. 保持伤口敷料清洁干燥。

2. 观察伤口是否出现红肿、渗出液增多等情况。

3. 保持伤口敷料固定，勿自行为伤口涂药。

4. 保持头部引流管的通畅，避免牵拉、扭曲、折叠，不能随意调整引流管高度。

第四节 出院篇

一、要达到什么标准才可以出院？

出院要根据具体病情来决定，手术后如果病情平稳顺利，一般 1~2 周可以考虑出院。如果患者还需观察或有严重的后遗症，可以到下级医院继续治疗和康复。

二、出院流程是什么？

1. 患者一旦符合出院标准，医生会提前通知患者做好准备。

2. 医生开具出院证，护士办理完成后会送至患者床旁，交代出院后相关注意事项。

3. 患者前往医院财务处结账、报销后，收拾好物品即可离开。

三、出院后康复期需要注意哪些？

（一）饮食

低盐（低于 5g/d）、低脂、低胆固醇、低热量饮食。

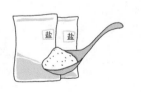

（二）用药

根据医嘱用药，准时服药，不能突然停药，如有副作用，及时看医生。

（三）功能锻炼

肢体瘫痪者，保持肢体功能位，由被动锻炼到主动锻炼；失语者，教患者锻炼发音，由简单的字到词组，再到简单的句子。

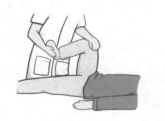

（四）自我保健

减轻体重，坚持适当的运动，戒烟、戒酒，保持稳定的情绪。保持良好的生活习惯：活动规律、睡眠充足、服药定时、劳逸结合等。

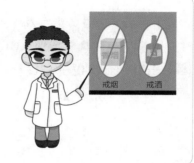

四、出院后血压该怎么监测?

（一）监测频率

血压初始阶段或评价疗效时，建议连续测量 7 日。每天早（6：00 至 9：00）、晚（18：00 至 21：00）各一次，每次测量 2～3 遍，取平均值。

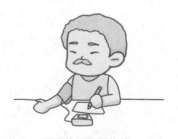

记录血压取平均值

（二）长期监测阶段

如血压稳定且达标，建议一日测量 2～4 次；如血压未达标或不稳定，应增加测量频率。

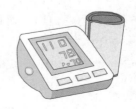

五、伤口什么时候拆线?

手术后 2 周左右,在康复病区或前往当地医院门诊由医生查看伤口愈合情况后拆线。拆线后 1~2 日,伤口无红肿、渗出等即可沾水。

六、什么时候需要回医院复查?

手术后 3 个月、半年及 1 年门诊复查,必要时需做 CT 或 CT 血管成像(CTA)、血液检查等,建议提前网上预约医生门诊号。

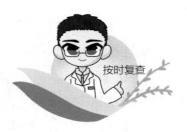

按时复查

(罗针　樊朝凤　段丽娟　陈沅杰)

参考文献

[1] 中华医学会神经外科学分会. 高血压性脑出血中国多学科诊治指南 [J]. 中国急救医学, 2020, 40(8):689-702.

[2] 李树, 王伟明. 自发性小脑出血的临床治疗 [J]. 中国实用神经疾病杂志, 2009, 12(3):11-13.

[3] 李浩, 张帆, 刘文科, 等. 高血压脑出血手术适应证分析及疗效探讨 [J]. 中华神经外科杂志, 2011, 27(3):240-243.

[4] 周良辅. 现代神经外科学 [M]. 2 版. 上海:复旦大学出版社, 2015.

[5] 杨琦, 丁宏岩, 韩翔, 等. 自发性脑出血急性期血压与预后的初步研究 [J]. 上海医学, 2007, 30(5):363-365.

[6] 游潮, 毛伯镛. 脑脊髓血管外科学 [M]. 北京:人民卫生出版社, 2012.

[7] 陈茂君, 蒋艳, 游潮. 神经外科护理手册 [M]. 北京:科学出版社, 2015.

第七章

漫话颅内动脉瘤

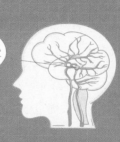

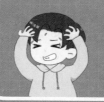

第一节 就诊篇

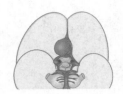

一、什么是颅内动脉瘤？

颅内动脉瘤是颅内动脉壁病变导致的动脉壁膨起、扩张或夹层等一大类疾病的统称。

二、颅内动脉瘤有哪些临床表现？

（一）中、小型动脉瘤未破裂出血

临床可无任何症状。

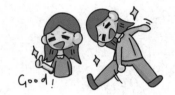

（二）蛛网膜下腔出血

颅内动脉瘤最常见的临床表现，表现为突发头疼、呕吐、意识障碍、癫痫样发作及脑膜刺激征。

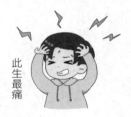

（三）局灶体征

巨大动脉瘤常产生压迫症状，可出现偏瘫、动眼神经麻痹及梗阻性脑积水。

（四）脑缺血及脑血管痉挛

脑血管痉挛是颅内动脉瘤破裂后造成缺血性脑损伤的重要原因，患者可出现不同程度的神经功能障碍、偏瘫、失语、深浅感觉减退、失明、精神症状等。

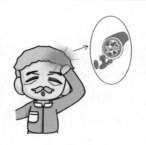

（五）全身性症状

动脉瘤破裂出血后可出现一系列的全身性症状。

1. 血压升高　起病后患者血压多突然升高，常为暂时性的，一般于数日到 3 周后恢复正常。

2. 体温升高　多数患者不超过 39℃，多在 38℃左右，体温升高常发生在起病后 24～96 小时，一般于 5 日至 2 周内恢复正常。

3. 脑心综合征　临床表现为发病后 1～2 日内，出现一过性高血压、意识障碍、呼吸困难、急性肺水肿、癫痫，严重者可出现急性心肌梗死（多在发病后第 1 周内发生）。意识障碍越重，出现心电图异常的概率越高。

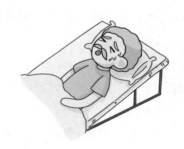

4. 胃肠出血　少数患者可出现上消化道出血征象，表现为呕吐咖啡样物或解柏油样便。

三、颅内动脉瘤怎么分类?

（一）按直径大小分类

1. 小型动脉瘤　直径在 0.5cm 以内。

2. 一般型动脉瘤　直径在 0.6～1.5cm。

3. 大型动脉瘤　直径在 1.6～2.5cm。

4. 巨大型动脉瘤　直径大于 2.5cm。

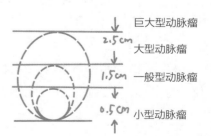

（二）按位置分类

1. 前循环动脉瘤　占 80%～85%，颈内动脉和后交通动脉的连接处、前交通动脉或大脑中动脉分叉处最常见。

2. 后循环动脉瘤　占 15%～20%，位于基底动脉分叉处，或双侧椎动脉结合处以及同侧小脑后下动脉与椎动脉分支处。

3. 多发脑动脉瘤　占所有病例的 20%～30%，通常是多个动脉瘤体。

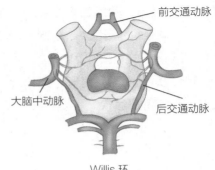

Willis 环

四、为什么会得颅内动脉瘤？

颅内动脉瘤病因尚未完全阐明，但推测可能与下列因素有关：

（一）感染因素

身体其他部位的感染病灶随血液循环停留于脑动脉的某一处，侵蚀动脉壁，这是颅内动脉瘤形成的常见因素。

（二）先天性因素

颅内动脉的动脉壁薄弱，先天性中层缺乏肌层，外层的弹力纤维较少或缺如，或者先天动脉发育异常或缺陷。

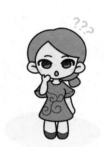

（三）动脉硬化

颅内动脉粥样硬化，动脉壁软弱而膨出。

（四）其他

创伤、肿瘤、颅内合并动静脉畸形等。

五、为了进一步明确是否患有颅内动脉瘤，还需要做哪些检查？

（一）CT 检查

CT 平扫诊断蛛网膜下腔出血的敏感性高达 98%～100%，可明确出血的部位、范围等，并发现脑积水、脑梗塞等并发症。

注意
事项 ［CT 检查时，需去除检查部位的厚衣服以及金属饰物，以免遮盖病变部位。

（二）MRI 检查

MRI 具有优良的组织分辨能力，可鉴别诊断脑血管畸形、肿瘤、颅内巨大动脉瘤等。

注意
事项 ［MRI 检查时，勿佩戴金属物品及磁性物件（如钥匙、手机、助听器、项链、耳环、硬币等）。凡安有心脏起搏器、动脉瘤术后体内有金属夹的患者，妊娠患者及体内有其他金属植入物、异物或避孕环的患者，请于检查前告知检查室医务人员。

（三）CT 血管成像（CTA）

随着影像技术的进步，高质量 CTA 已经逐渐取代传统的脑血管造影（DSA），成为诊断颅内动脉瘤的首选。如果 CTA 查出动脉瘤，该检查可以指导动脉瘤治疗方式的选择；如果 CTA 未能查出，建议行 DSA 检查。

（四）脑血管造影（DSA）

DSA 是确诊颅内动脉瘤的金标准，对判明动脉瘤的准确位置、形态、内径、数目、血管痉挛和确定手术方案都十分重要。

六、颅内动脉瘤的治疗方式有哪些？

（一）保守治疗

1. 绝对卧床休息 14 ~ 21 日，抬高床头 30°。

2. 遵医嘱使用止血药物。

3. 控制血压，预防动脉瘤再次出血。

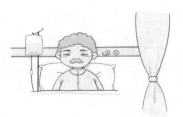

4. 预防及控制癫痫的发作。

5. 镇静镇痛。

6. 保持大便通畅。

7. 防治脑血管痉挛。如遵医嘱使用尼莫地平，静脉使用时需泵入，口服时则需要定时、定量。

（二）手术治疗

1. 开颅夹闭术　开颅夹闭动脉瘤颈是治疗动脉瘤的理想方法。可采用手术显微镜，分离出动脉瘤，并经过瘤颈安置夹子夹闭动脉瘤。此法不会损伤近端和远端血管。

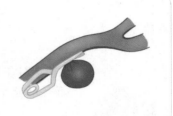

2. 孤立术　中断动脉瘤近端和远端载瘤动脉，可直接手术用动脉瘤夹结扎、放置可脱性球囊或两者联合。

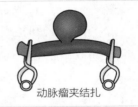

动脉瘤夹结扎

3. Hybrid 手术　又名杂交手术。适应颅内复杂动脉瘤，是在进行常规神经外科开颅手术的基础上，手术室内整合造影、介入手术设备，同时进行造影、介入治疗的一种手术方式。

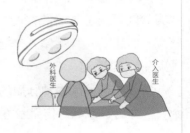

外科医生　　介入医生

4. 血管内栓塞术　常用方法有电解可脱弹簧圈栓塞法、可脱性球囊导管栓塞法、专用支架结合弹簧圈栓塞法等。

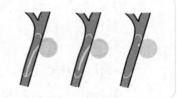

第二节 入院篇

一、什么情况下需要入院手术？

动脉瘤手术的最佳时间取决于患者的临床状态及其他相关因素。

1. 临床状态良好的患者，血压不稳、癫痫发作、栓塞导致占位效应、大量出血或有动脉瘤增大或再出血表现的患者应早期手术（即蛛网膜下腔出血后48~96小时内）。早期手术时血管痉挛和再出血的发生率明显降低。

2. 手术困难部位的大动脉瘤以及临床状态较差的患者应延迟手术（即蛛网膜下腔出血后10~14日）。

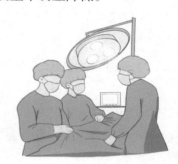

3. 动脉瘤破裂或症状性动脉瘤患者，只要没有严重禁忌证或相当高龄，都应手术。

4. 如患者临床状况太差，相当于 Hunt 和 Hess 分级的 4 或 5 级，应慎重手术。

二、入院前该准备什么？

（一）停药准备

如果有口服阿司匹林等抗凝药物，应在相关科室的医生指导下暂停口服抗凝药物。

（二）物品准备

1. 入院证、身份证、医保卡等。

2. 院前 CT、MRI 等影像学资料。

3. 换洗衣物、洗漱用品等。

（三）调整生活方式

1. 手术前 2 周须戒烟、戒酒。

2. 女性患者手术避开月经期。

3. 适当休息，保证充足的睡眠，同时避免过度劳累。

第三节 住院篇

一、手术前该注意什么？

绝对卧床休息，保持病室安静，减少探视，尽量减少不良的声、光刺激。镇静镇痛，避免一切可引起血压或颅内压增高的因素，如用力排便、咳嗽、喷嚏、情绪激动、便秘等，尽量减少搬动患者，避免震动其头部。

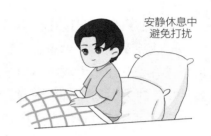

安静休息中
避免打扰

二、手术前如何进行大小便训练？

（一）小便管理

1. 未置尿管者，手术前 2 日开始练习床上解小便，接入手术室之前在病房解尽小便。

2. 留置导尿者，保持会阴部皮肤干燥。

（二）大便管理

使用坐式马桶或坐便器，避免用力解大便，必要时可使用润肠通便的药物帮助排便，如麻仁丸、番泻叶、开塞露等。

三、怎么缓解手术前内心的紧张情绪？

（一）心理准备

1. 了解颅内动脉瘤的疾病基础知识，树立治疗信心。

2. 主动与家属交流沟通，避免过度担心及焦虑。

3. 保持平和的心态，入院后积极配合医生、护士。

（二）社会支持

1. 主动向家属寻求帮助，积极沟通，取得家属的支持和鼓励。

2. 已经发生晕眩、跌倒的患者须有一名家属陪同入院。

四、手术前手术部位需要做什么准备呢?

（一）开颅手术

手术前 2 日每日用洗必泰（氯己定溶液）清洁头发一次，不需要剃光头。手术前 1 日根据手术切口位置，为长发患者编发辫，确保术中充分暴露手术部位。

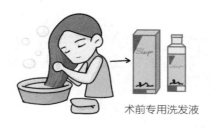

术前专用洗发液

（二）脑血管造影、血管内栓塞术

手术前 1 日术区备皮（腹股沟及会阴部）。建立静脉通路时，最好选择左侧上肢，以免影响医生术中操作。手术前应记录患者肌力和足背动脉搏动情况，以便于手术后观察对照，及早判断是否有并发症发生。

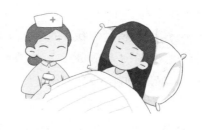

五、手术前要注重营养，那是什么都可以吃吗?

（一）普通患者

进食普通饮食，与健康成人的饮食类型相同，无特殊饮食禁忌，主要注意饮食均衡和多样化。

（二）糖尿病患者

采用糖尿病饮食，控制总热量的摄入，少食多餐，多食用粗粮及含膳食纤维成分较多的碳水化合物，如麦片、玉米面、绿色蔬菜等，从而减少餐后血糖的波动。每日还要补充适当的蛋白质，并且严格控制脂肪的摄入。

（三）高血压患者

采用低盐饮食，即每日可用食盐不超过 2g 或酱油不超过 10ml。禁止食用腌制食品，如咸菜、香肠、腊肉、火腿等。

（四）高脂血症患者

采用低脂饮食，饮食应清淡、少油，禁止食用肥肉、蛋黄、动物脑等脂肪含量较高的食物。

六、手术当天可以吃饭吗？具体可以吃些什么？

（一）手术前一晚

在正常饮食后加餐高蛋白营养制剂如蛋白粉、牛奶等，为患者补充能量以降低术中应激反应。

（二）手术前 6 小时

可以吃稀饭、馒头等淀粉类固体或饮用牛奶，为患者手术补充能量。

（三）手术前 2 小时

可饮用不超过 200ml 的碳水化合物（不包括茶、咖啡及含酒精的饮料），如白开水、可乐、糖开水、不含渣的果汁等，增加患者舒适度，减少术前口渴、饥饿、烦躁、低血糖等不良反应。

（四）手术后返回病房

麻醉清醒后即可咀嚼口香糖，促进胃肠功能恢复；若口渴可饮用温水 50 ～ 100ml。

（五）返回病房 2 小时

若饮水无恶心、呕吐、呛咳，可以适量进食稀饭、面条、蒸蛋等流质、半流质易消化饮食，然后逐渐过渡为正常饮食。

七、手术后需要吃大鱼大肉吗？

手术后饮食同手术前常规饮食，尽量吃清淡、易消化、富含高蛋白的饮食，避免辛辣、刺激饮食，以免对胃肠道消化功能产生影响。

八、手术后静脉输注 20% 甘露醇注射液，需要注意些什么呢？

20% 甘露醇注射液静脉快速输注可以起到脱水、降低颅内压的作用。该液体为高渗透压，输注过程中对静脉血管的刺激较大，容易引起静脉炎，静脉输注时宜选择粗、直且避开关节的血管进行穿刺。输注后小便量增多，需及时补充水和电解质。

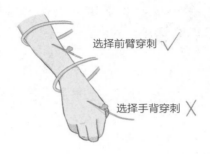

选择前臂穿刺 √

选择手背穿刺 ✗

九、住院期间需要吃哪些特殊的药？需要注意什么？

根据病情，可能需要服药以下药物：

1. 抗血小板药　如阿司匹林肠溶片，抗血小板药可抑制血小板凝集，引起出血，所以患者需要自我观察有没有皮下出血、牙龈出血、便血、呕血、流鼻血等。

2. 扩血管药　尼莫地平片。用药期间应动态监测血压和心率。服药后出现皮肤瘙痒、血压偏低等不良反应，应停止服药，并及时告知医护人员。

3. 降压药　定时服药，不能随意停药，监测血压，保持情绪稳定。

4. 抗癫痫药　丙戊酸钠缓释片（德巴金）、左乙拉西坦片。按时服药，不可随意减量或停药，定期复查肝功能。

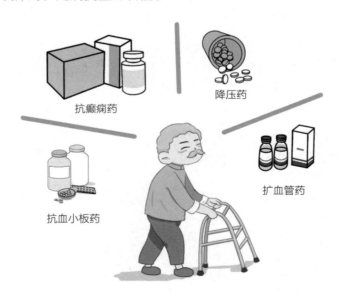

抗癫痫药

降压药

扩血管药

抗血小板药

特别注意 使用任何药物出现不良反应时，应及时告知医护人员。

十、手术后怎么处理手术部位皮肤和伤口？

（一）脑血管造影

1. 观察穿刺处有无渗血、渗液。

2. 观察伤口敷料是否固定，是否干燥。

3. 观察伤口及周围皮肤的颜色、温度等。

4. 扪足背动脉，判断肢端循环状况。

5. 手术后 2 小时逆时针旋转 360° 放松压迫器，继续压迫 6 小时后去除压迫器。

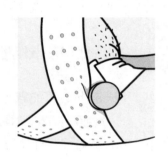

（二）开颅手术

1. 保持伤口敷料清洁干燥。

2. 观察伤口是否出现红肿、渗出液增多等情况。

3. 保持伤口敷料固定，勿自行为伤口涂药。

4. 保持头部引流管的通畅，避免牵拉、扭曲、折叠，不能随意调高或调低引流管的高度。

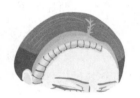

（三）血管内栓塞术

1. 观察穿刺处有无渗血、渗液。

2. 观察伤口敷料是否固定，是否干燥。

3. 观察伤口及周围皮肤的颜色、温度等。

4. 扪足背动脉搏动，判断肢端循环状况。

5. 穿刺侧肢体制动 6~8 小时，手术后第 2 日去除弹力绷带和纱布。

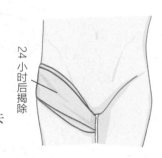

24小时后揭除

十一、手术后会出现什么情况？危险吗？

（一）脑血管痉挛

脑血管痉挛的发生率为41%～71%，且持续2～3周。脑血管痉挛可减少血容量，降低血压，重者可发生脑缺血引起脑水肿或脑梗死，造成死亡或病残。早期发现，早期治疗，尽量减轻其损害非常重要。因此，应严密观察患者意识、瞳孔的动态变化，四肢肌张力及肌力情况。头痛、意识障碍，脑膜刺激征进行性加重、持续高热均为脑血管痉挛的先兆，应立即通知医生，根据医嘱合理使用抗血管痉挛药物，如尼莫地平。

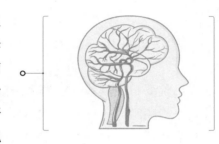

（二）颅内出血

患者表现为意识加深、双瞳不等大，头部引流管引流液颜色逐渐加深，需遵医嘱使用脱水药、止血药，保守治疗无效者应及时再次手术。

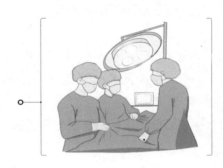

（三）癫痫

手术后常规使用抗癫痫药物，不能随意减量及停药。

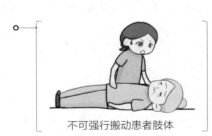

不可强行搬动患者肢体

第四节 出院篇

一、要达到什么标准才可以出院?

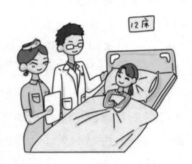

出院要根据具体的病情来决定。术后如果病情平稳顺利,一般1~2周可以考虑出院。如果患者还需要观察或有严重的后遗症,可以到下级医院继续康复治疗。

二、出院流程是什么?

1. 患者一旦符合出院标准,医生会提前通知患者做好准备。

2. 医生开具出院证,护士办理完成后会送至患者床旁,交代出院后相关注意事项。

3. 前往医院财务处结账、报销后,收拾好物品即可离开。

三、出院后康复期需要注意哪些?

(一)饮食

日常饮食清淡,避免一些辛辣、刺激食物,多进食易消化、富含蛋白及纤维的食物,保持大便通畅,禁烟酒。

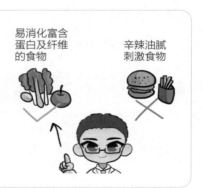

（二）用药

根据医嘱用药，准时服药，不能突然停药，如有副作用，及时看医生。

（三）功能锻炼

肢体瘫痪者，保持肢体功能位，由被动锻炼到主动锻炼；失语者，教患者锻炼发音，由简单的字到词组，再到简单的句子。

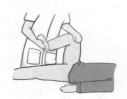

（四）自我保健

保持稳定的情绪，保持良好的生活习惯。根据自己的工作和性格，给予适当的调节；对工作统筹安排，学会一定程度的放松，做到劳逸结合，尽量避免各种强烈或长期的精神刺激。

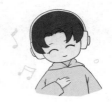

四、伤口什么时候拆线？

手术后 2 周，在康复病区或前往当地医院门诊由医生查看伤口愈合情况后拆线。拆线后 1～2 日，伤口无红肿、渗出等即可沾水。

五、什么时候需要回医院复查？

手术后 3 个月、6 个月及 1 年门诊复查，必要时需做 CT 或 CTA、脑血管造影检查等，建议提前网上预约医生门诊号。

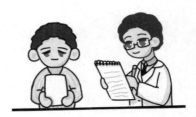

（罗针 段丽娟 樊朝凤 陈沅杰）

103

［1］游潮，毛伯镛. 脑脊髓血管外科学［M］. 北京：人民卫生出版社，2012.

［2］陈茂君，蒋艳，游潮. 神经外科护理手册［M］. 北京：科学出版社，2015.

［3］LINDSAY KW，BONE I，FULLER G. 图解神经病学与神经外科学［M］. 5 版. 北京：北京大学医学出版社，2011.

［4］赵继宗. 神经外科学［M］. 2 版. 北京：人民卫生出版社，2012.

［5］姚继国，孙晓江. 颅内动脉瘤性蛛网膜下腔出血患者临床预后危险因素研究［J］. 中国老年学杂志，2007，27（8）：1582–1584.

第八章
漫话烟雾病

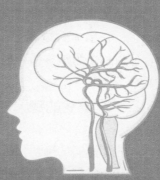

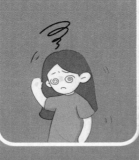

第一节 就诊篇

一、什么是烟雾病？

烟雾病是一种原因不明的在 Willis 环水平累及前循环的慢性进展性闭塞性血管病，伴随颅底异常血管网形成。这是一种罕见的慢性脑血管病。

在脑血管造影中，颅底异常血管网看起来像烟雾，所以称之为烟雾病，也叫 Moyamoya。

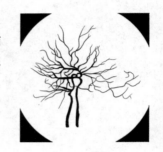

二、烟雾病的病因有哪些？

烟雾病的确切病因，目前仍不清楚。可能的原因包括基因缺陷、脑部外伤、动脉炎症、脑部感染。烟雾病在亚洲人群中发病率更高；有烟雾病家族史者，患烟雾病的风险比普通人高；女性略高于男性；烟雾病可发生于任何年龄，但多见于儿童和青壮年。

烟雾病

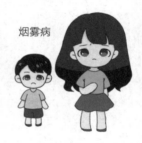

三、烟雾病有哪些临床表现？

烟雾病导致大脑组织没有获得足够的血液和氧气供应，可造成短暂性脑缺血发作（TIA），出现以下临床表现：

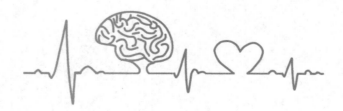

（一）平衡

　　头晕，突然行走困难，或失去平衡。

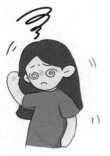

（二）视觉

视力突然改变或双眼变黑。

我怎么什么都看不清了？

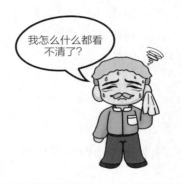

（三）面部

　　面部肌肉无力或皮肤麻木，或单眼皮下垂。

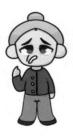

（四）肢体

　　一侧肢体突然无力，常发生于单侧。

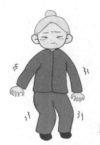

肢体乏力

（五）言语

　　突然不能说话，不能说清楚，或不能理解别人的意思。

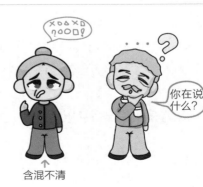

你在说什么？

含混不清

（六）脑梗死

如果大脑的一部分血管阻塞，就可能发生脑梗死。脑梗死的症状包括：突然身体无力或麻木；持续性瘫痪、失语、视觉障碍和智力障碍，儿童多见。

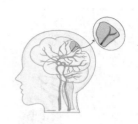

（七）脑出血

如果大脑的一根血管破裂，就可能会发生脑出血。脑出血的症状包括：头晕、头痛、呕吐、肢体活动障碍、意识障碍，甚至危及生命，成人多见。

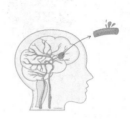

（八）癫痫

除以上症状外，可能出现频繁的癫痫发作、部分性发作或癫痫持续状态，伴脑电图癫痫样放电。

癫痫

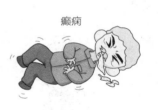

四、为了进一步明确是否患有烟雾病，还需要做哪些检查？

（一）CTA

CTA 是 CT 血管成像的简称，能显示脑内异常血管，可了解相应血管通畅情况，是手术前常用的无创性诊断方式。

（二）MRI

MRI 能显示脑出血局限性改变，无创、安全，没有辐射性损害。

注意事项 MRI 检查时，勿佩戴金属物品及磁性物件（如钥匙、手机、助听器、项链、耳环、硬币等）。凡安有心脏起搏器、动脉瘤术后体内有金属夹的患者，妊娠患者及体内有其他金属植入物、异物或避孕环的患者，请于检查前告知检查室医务人员。

（三）CT 灌注扫描（CTP）

CTP 可有效并量化反映局部组织血流灌注量的改变。

（四）正电子发射断层显像（PET）

PET 注射显像剂前 10 分钟，要戴上黑色眼罩和耳塞，直至注射后 10 分钟方可摘除。显像前需一直闭目安静休息。

（五）DSA

脑血管造影是在动脉内注入造影剂，在 X 线下观察脑动脉走行、粗细、有无狭窄以及动脉瘤的检查手段，是脑血管疾病最准确可靠的诊断方法，即诊断的"金标准"。这是一种有创的检查方法。

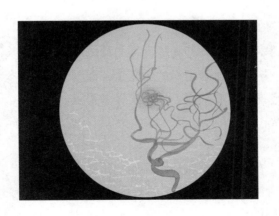

五、烟雾病可以使用药物治疗吗？

由于病因不明，目前烟雾病没有肯定有效的治疗药物。药物治疗主要是针对缺血或出血的症状进行对症治疗。

1. 脑缺血型　使用血管扩张剂、抗凝药、止血药及抗纤维蛋白溶解药。

2. 脑出血型癫痫　使用抗癫痫药物对症治疗。

3. 脑出血伴颅内压增高　使用脱水剂，适当控制颅内压。

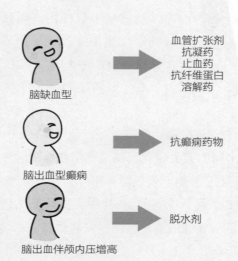

脑缺血型 → 血管扩张剂　抗凝药　止血药　抗纤维蛋白溶解药

脑出血型癫痫 → 抗癫痫药物

脑出血伴颅内压增高 → 脱水剂

六、烟雾病的手术方式有哪些？

（一）直接血管重建术

直接血管重建术通过将颅外动脉直接与颅内动脉的皮质相吻合，增加缺血脑组织的血流量，即刻改善脑血流，减轻神经功能缺损。该术式技术要求高，如果针对儿童，血管细小，手术难度大。

尖端缝合　跟端缝合

（二）间接血管重建术

间接血管重建术的基本原理是用颈外动脉系统来源的血管和各种结缔组织覆盖于缺血的大脑表面。该术式方法简单易行，对已附在来自头皮和硬膜动脉的侧支不产生影响，也不需要暂时阻断脑血管分支。

（三）联合血管重建

联合血管重建是直接血管重建加间接血管重建，两者结合，发挥各自的优势。

第二节 入院篇

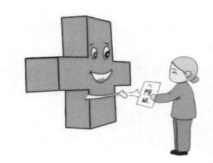

一、什么情况下需要入院手术治疗？

1. 出现过与疾病相关的脑缺血症状。
2. 有检查报告显示脑储备能力下降。
3. 有脑出血。

二、入院前该准备什么？

（一）物品准备

1. 入院证、身份证、医保卡。
2. 院前的检验报告、影像学资料等。
3. 换洗衣物、洗漱用品等。

（二）调整生活方式

1. 手术前 2 周须戒烟、戒酒。
2. 女性手术避开月经期。
3. 适当休息，保证充足的睡眠，同时避免过度劳累。

三、怎么缓解手术前内心的紧张情绪？

（一）心理准备

1. 了解烟雾病的疾病基础知识，树立治疗信心。
2. 主动与家属交流沟通，避免过度担心及焦虑。
3. 保持平和的心态，入院后积极配合医生、护士。

（二）社会支持

1. 主动向家属寻求帮助，积极沟通，赢得家属的支持和鼓励。
2. 已经发生晕眩、跌倒的患者须有一名家属陪同入院。

第三节 住院篇

一、手术前如何进行大小便训练？

（一）小便管理

手术前 2 日开始练习床上解小便，接入手术室之前在病房解尽小便。

（二）大便管理

使用坐便器，避免用力解大便，必要时可使用润肠通便的药物帮助排便。

二、手术前皮肤应该如何准备？

（一）脑血管造影

手术前 1 日进行会阴部及腹股沟区备皮，清除该部位毛发并清洗。

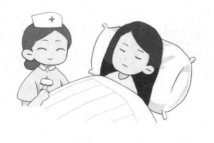

（二）开颅手术

手术前 2 日，每日用洗必泰（氯己定溶液）清洁头发一次，入手术室后再剪去切口周围局部的头发。

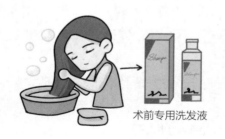

术前专用洗发液

三、手术前为什么需要监测血压？

为了解患者手术前的血压情况，监测并记录身体出现的变化和症状，手术后需严密监测血压及患者出现的症状，将血压维持在手术前平均水平。

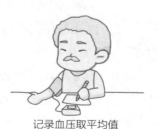

记录血压取平均值

手术后应保持血压平稳，避免波动过大，不能过高，也不能过低。血压过高容易发生脑出血，血压过低容易发生脑梗死。

四、手术前要注重营养，那是什么都可以吃吗？

（一）普通患者

常规饮食避免辛辣、刺激食物。

（二）糖尿病患者

糖尿病餐，高纤维饮食，少量多餐。

（三）高血压患者

低盐饮食，少吃动物内脏、肥肉、奶油等，多吃绿色蔬菜及新鲜水果。

（四）高脂血症患者

低脂饮食，少吃动物内脏、奶油、蛋黄等，多吃绿色蔬菜及新鲜水果。

五、手术当天可以吃饭吗？具体可以吃些什么？

（一）手术前一晚

在正常饮食后加餐高蛋白营养制剂，为患者补充能量以降低术中应激反应。

（二）手术前 6 小时

可吃稀饭、馒头等淀粉类固体或饮用牛奶，为患者手术补充能量。

（三）手术前 2 小时

可饮用不超过 200ml 的含糖的清亮液体（不含茶、咖啡及含酒精的饮料），如白开水、可乐、糖开水、不含渣的果汁及碳水化合物营养制剂等，增加患者舒适度，减少术前口渴、饥饿、烦躁、低血糖等不良反应。

（四）手术后返回病房

麻醉清醒后即可咀嚼口香糖，促进胃肠功能恢复；若口渴可饮用温水50 ~ 100ml。

（五）返回病房 2 小时

若饮水无恶心、呕吐、呛咳，可以适量进食稀饭、面条、蒸蛋等流质、半流质易消化饮食，然后逐渐过渡为正常饮食。

六、手术后需要吃大鱼大肉吗？

手术后饮食同手术前常规饮食，尽量吃清淡、易消化、富含高蛋白的饮食，避免辛辣、刺激饮食，以免对胃肠道消化功能产生影响。

七、住院期间需要吃哪些特殊的药？需要注意什么？

（一）抗血小板药

抗血小板药可抑制血小板凝集，引起出血，所以患者需要自我观察有没有皮下出血点、牙龈出血、便血、呕血、流鼻血等。阿司匹林肠溶片就是常见的抗血小板药。

（二）降压药

降压药需定时服用，不能随意停药；监测血压，保持情绪稳定。

（三）抗癫痫药

根据癫痫和癫痫综合征的类型进行相应的抗癫痫治疗，如口服丙戊酸钠缓释片（德巴金）、左乙拉西坦片等。按时服药，不能随意减量或停药。

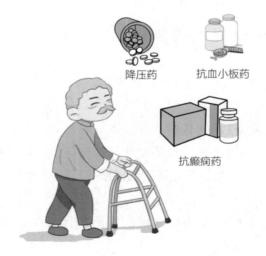

降压药　　抗血小板药

抗癫痫药

特别注意　使用任何药物出现不良反应时，应及时告知医护人员。

八、手术后怎么处理手术部位皮肤和伤口？还要注意些什么？

（一）脑血管造影

保持局部伤口敷料清洁、干燥，穿刺处用压迫器压迫 8 小时，在第 2 个小时需要逆时针松一圈。关注穿刺侧足背动脉的搏动情况、肢端温度及肢体活动情况；床上使用便盆解大小便；患肢避免弯曲，制动 8 小时，卧床 24 小时。另外，可以进食的患者注意多饮水，促进造影剂的排泄。

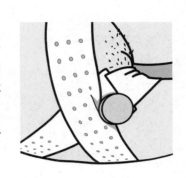

（二）开颅手术

1. 保持伤口敷料清洁干燥。

2. 观察伤口是否出现红肿、渗出液增多等情况。

3. 保持伤口敷料固定，勿自行为伤口涂药。

4. 尽量避免压迫术侧搭桥部位，压迫时间过长会影响脑组织供血，严重会造成脑梗死。

5. 保持头部引流管的通畅，避免牵拉、扭曲、折叠，不能随意调高或调低引流管的高度。

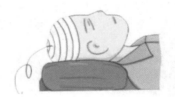

九、手术后可能会出现什么情况？危险吗？

（一）颅内出血

手术后 24 ~ 48 小时出现，是最严重的并发症。手术后绝对卧床休息，保持情绪稳定，保持大小便通畅，避免颅内压增高。

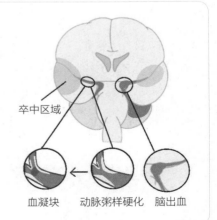

卒中区域

血凝块　　动脉粥样硬化　　脑出血

（二）癫痫

　　手术后需常规使用抗癫痫药物，不能随意减量及停药。

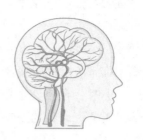

（三）脑缺血

　　出现一过性肢体麻木、无力、头晕等症状。手术后要严密观察患者意识、瞳孔、生命体征、头痛及肢体活动情况，遵医嘱使用扩血管药物。

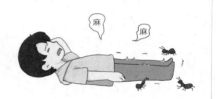

第四节　出院篇

一、什么时候可以出院？

如果手术后复查没有特殊情况，一般手术后 1 周可以转康复医院行康复治疗。

二、出院流程是什么？

1. 患者一旦符合出院标准，医生会提前通知患者做好准备。
2. 医生开具出院证，护士办理完成后会送至患者床旁，交代出院后相关注意事项。
3. 前往医院财务处结账、报销后，收拾好物品即可离开。

三、出院后康复期需要注意哪些？

（一）用药

按时服用医生开具的药物，不可随意停药、减量或增量。

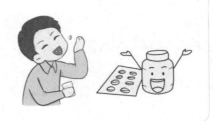

（二）加强营养

高蛋白、富含维生素饮食，多吃新鲜蔬菜、水果，养成定时排便的好习惯。

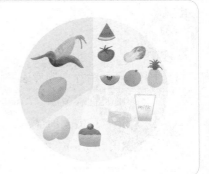

（三）肢体和语言功能锻炼

对患肢进行被动活动，先从大关节开始，后到小关节，按摩患肢肌肉动作要轻柔。有语言功能障碍者，加强语言功能锻炼，从简单的发音开始，到单音单词、简单的日常用语，并反复训练，逐渐恢复语言功能。

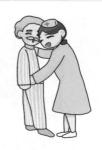

（四）戒烟

戒除包括香烟、电子烟和咀嚼烟丝等一切含尼古丁的产品。尼古丁可使血管狭窄，减少脑组织的血流。

禁止吸烟

四、什么时候需要回医院复查？

一般于手术后1个月、3个月、6个月、12个月回院复查，此后每年复查一次。复查的内容一般包括：CTA、MRI、CTP，手术后半年和1年需入院复查DSA。建议提前网上预约医生门诊号。

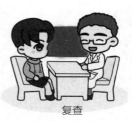

复查

（周小莉　樊朝凤　段丽娟　吴薛滨）

参考文献

［1］烟雾病治疗中国专家共识编写组. 烟雾病治疗中国专家共识［J］. 国际脑血管病杂志，2019，27（9）：645-650.

［2］曾艳，杨霞，邵艳，等. 烟雾病患者的健康教育［J］. 临床护理杂志，2010，9（6）：30-31.

第九章
漫话颈动脉狭窄

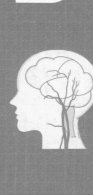

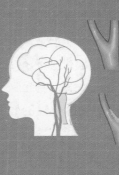

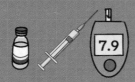

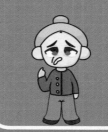

第一节 就诊篇

一、什么是颈动脉狭窄?

颈动脉是向颅内供血的重要动脉系统,分为左颈动脉和右颈动脉。颈动脉狭窄是由于动脉硬化,在血管壁产生粥样斑块,在斑块的基础上有可能形成血栓,使得动脉管腔越来越小,引起脑部供血不足,表面的血栓脱落,随着血流进入头部,引起脑梗死。

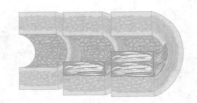

颈动脉狭窄的好发部位为颈总动脉分叉支和颈内动脉起始段。

二、颈动脉狭窄的病因是什么?

颈动脉狭窄的主要病因是动脉粥样硬化,约占90%以上;其他原因包括慢性炎症性动脉炎(Takayasu动脉炎、巨细胞动脉炎、放射性动脉炎)、纤维肌性发育不良、颈动脉迂曲等。动脉粥样硬化斑块累及颈动脉导致动脉狭窄甚至闭塞而引起脑卒中症状,是全身性动脉硬化在颈动脉的表现,主要累及颈动脉分叉及颈内动脉起始段,可导致相应供血区的血运障碍。

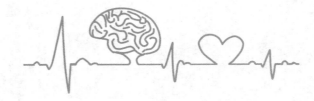

三、颈动脉狭窄有什么临床表现?

(一)无症状型

指在过去6个月内只有轻度头痛或者头晕,没有其他的缺血症状。

（二）短暂性脑缺血发作（TIA）

1. 平衡　头晕，突然行走困难，或失去平衡。

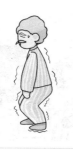

2. 视觉　视力突然改变或双眼变黑。

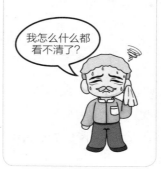

> 我怎么什么都看不清了？

3. 面部　面部肌肉无力或皮肤麻木，或单眼皮下垂。

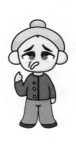

4. 肢体　一侧肢体突然无力，常发生于单侧。

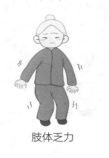

肢体乏力

5. 言语突然不能说话，不能说清楚，或不能理解别人的意思。

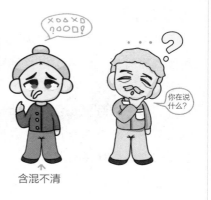

含混不清

> 你在说什么？

（三）缺血性脑卒中

　　缺血性脑卒中又称脑梗死，是指因脑部血液循环障碍，缺血、缺氧所致的局限性脑组织的缺血性坏死或软化。临床上出现一侧肢体感觉障碍、偏瘫、失语、昏迷、脑神经损伤等神经功能缺失症状或体征。

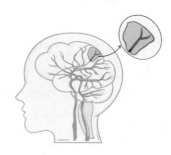

（四）其他症状

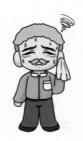

患者有颈动脉重度狭窄或闭塞时可出现为思维模糊、体位性眩晕、双眼失明、共济失调、头晕、眩晕等症状。脑动脉灌注不足往往在突然体位变化时发生。

四、颈动脉狭窄的危险因素有哪些?

（一）高血压

高血压是人群中最常见的脑卒中危险因素。与正常血压相比，高血压患者脑卒中风险比普通人群高出 4 倍，但高血压的治疗，不论收缩压还是舒张压降低，都会使危险性显著而迅速地降低。

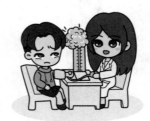

（二）高血脂

虽然高脂血症可以增加冠心病、心肌梗死和其他心血管病的风险，但是和脑卒中的关系尚不确定，但有研究表明该危险因素的存在与颈动脉狭窄相关，而且经过他汀类药物治疗后脑卒中风险会减少，对血管壁厚度、腔内面积和内－中膜厚度的进展都有控制作用。

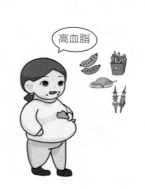

高血脂

（三）糖尿病

糖尿病不仅可以增加发生颈动脉狭窄和脑卒中的风险，而且会增加脑卒中患者的死亡风险，同时胰岛素抵抗患者发生颈动脉狭窄和脑卒中的风险增加，胰岛素抵抗和糖尿病的治疗能减少脑卒中的发生。

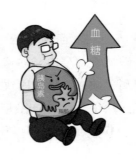

（四）吸烟

　　吸烟是颈动脉硬化的主要危险因素之一。吸烟和颈动脉狭窄的发生明显相关，可增加发生脑卒中、心肌梗死和死亡的危险。颈动脉病变严重程度和吸烟量成正相关，大量吸烟者脑卒中的危险度是少量吸烟者的 2 倍，其危险度在停止吸烟 2 年内明显减少，5 年后回到不吸烟时的水平。

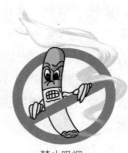

禁止吸烟

五、为了进一步明确是否患有颈动脉狭窄，还需要做哪些检查？

（一）超声检查

　　超声可诊断颈动脉狭窄或闭塞的部位和程度，还可辅助判断斑块的稳定性。

（二）CT 血管成像（CTA）

　　CTA 是 CT 血管成像的简称，能显示脑内异常血管，可了解相应血管通畅情况，是术前常用的无创性诊断方式。

（三）CT 灌注扫描（CTP）

　　CTP 是一种了解脑组织血流灌注的检查方法，通过定量分析脑组织血流动力学变化，来评估脑缺血的程度。

（四）磁共振（MRI）

　　MRI 可显示颈动脉狭窄的解剖部位及狭窄程度，是常用的无创性检查诊断方法，不需要注射造影剂、没有辐射性损害。

> **注意事项**
>
> MRI 检查时，勿佩戴金属物品及磁性物件（如钥匙、手机、助听器、项链、耳环、硬币等）。凡安有心脏起搏器、动脉瘤术后体内有金属夹的患者，妊娠患者及体内有其他金属植入物、异物或避孕环的患者，请于检查前告知检查室医务人员。

123

（五）脑血管造影（DSA）

脑血管造影是在动脉内注入造影剂，在 X 线下观察脑动脉走行、粗细、有无狭窄以及动脉瘤的检查手段，是目前诊断颈动脉狭窄的金标准。但 DSA 作为一种有创检查，有一定的并发症发生率，比如穿刺并发症、造影剂肾病等。

（六）经颅多普勒超声（TCD）

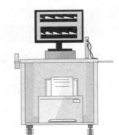

TCD 检查可以帮助评估颈动脉狭窄患者血管的交通情况，辅助治疗及手术方案制订，而且是颅内活动性栓塞的主要诊断方法，可用于监测颈动脉内膜切除术时栓子脱落、大脑中动脉的血流速度、改进术者使用颈动脉转流管的技巧等情况。

六、颈动脉狭窄如何分类？

1. 轻度　动脉内径狭窄程度小于 30%。
2. 中度　狭窄程度 30%～69%。
3. 重度　狭窄程度 70%～99%。
4. 完全闭塞　狭窄程度 100%。

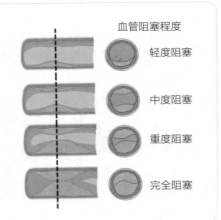

血管阻塞程度

轻度阻塞

中度阻塞

重度阻塞

完全阻塞

七、颈动脉狭窄的治疗方法有哪些？

（一）内科治疗

主要是控制颈动脉狭窄的危险因素，同时降低发生脑卒中的风险，主要包括：

1. 抗血小板药物治疗。
2. 降脂药物治疗。
3. 降压药物治疗。

4. 糖尿病药物治疗。

5. 戒烟　预防和治疗颈动脉狭窄的重要措施之一。对于吸烟者应严格要求并督促其戒烟，并避免被动吸烟。

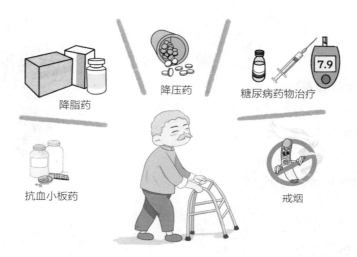

降脂药　　降压药　　糖尿病药物治疗

抗血小板药　　　　戒烟

（二）介入治疗

颈内动脉支架成形术（CAS）是从股动脉穿一个小孔，将支架置入颈动脉狭窄患者的血管内，使颈动脉斑块撑开，从而达到扩张血管、稳定斑块的治疗目的。

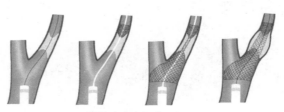

颈内动脉支架成形术

（三）手术治疗

颈动脉内膜切除术（CEA）是预防脑卒中的有效方法，也是治疗颈动脉狭窄最经典的手术方法。

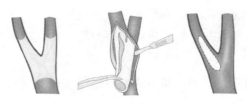

颈动脉内膜切除术

第二节 入院篇

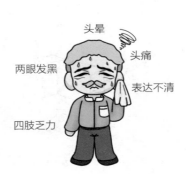

一、什么情况下需要入院手术?

1. 有症状的颈动脉狭窄。

2. 无创检查颈动脉狭窄大于等于 70% 或血管造影发现狭窄超过 50%。

二、入院前该准备什么?

(一)物品准备

1. 入院证、身份证、医保卡。

2. 院前的检验报告、影像学资料等。

3. 换洗衣物、洗漱用品等。

(二)调整生活方式

1. 手术前 2 周须戒烟、戒酒，因香烟中尼古丁和烟碱可引起血管痉挛，加重脑缺血。

2. 女性患者手术避开月经期。

3. 适当休息，保证充足的睡眠，同时避免过度劳累。

三、怎么缓解手术前内心的紧张情绪?

(一)心理准备

1. 了解颈动脉狭窄的疾病基础知识，树立治疗信心。

2. 主动与家属交流沟通，避免过度担心及焦虑。

3. 保持平和的心态，入院后积极配合医生、护士。

(二)社会支持

1. 主动向家属寻求帮助，积极沟通，赢得家属的支持和鼓励。

2. 已经发生眩晕、跌倒的患者须有一名家属陪同入院。

第三节 住院篇

一、手术前如何进行大小便训练？

（一）小便管理

手术前2日开始练习床上解小便，接入手术室之前在病房解尽小便。

（二）大便管理

使用坐便器，避免用力解大便，必要时可使用润肠通便的药物帮助排便。

二、手术前皮肤应该如何准备？

（一）颈内动脉支架成形术

手术前1日会阴部及腹股沟区备皮（剃除阴毛并清洗）。

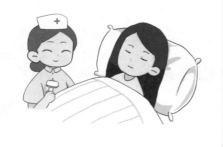

（二）颈动脉内膜切除术

手术前2日，每日用洗必泰（氯己定溶液）清洁头发一次，入手术室后再剪去切口周围局部的头发。

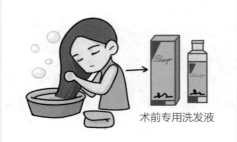

术前专用洗发液

三、手术前要注重营养，那是什么都可以吃吗？

（一）普通患者

常规饮食，避免辛辣、刺激食物。

（二）糖尿病患者

糖尿病餐，高纤维饮食，少量多餐。

（三）高血压患者

低盐饮食，少吃动物内脏、肥肉、奶油等，多吃绿色蔬菜及新鲜水果。

（四）高脂血症患者

低脂饮食，少吃动物内脏、奶油、蛋黄等，多吃绿色蔬菜及新鲜水果。

四、手术当天可以吃饭吗？具体可以吃些什么？

（一）手术前一晚

在正常饮食后加餐高蛋白营养制剂，为患者补充能量以降低术中应激反应。

（二）手术前 6 小时

可吃稀饭、馒头等淀粉类固体或饮用牛奶，为患者手术补充能量。

（三）手术前 2 小时

可饮用不超过 200ml 的含糖的清亮液体（不含茶、咖啡及含酒精的饮料），如白开水、可乐、糖开水、不含渣的果汁及碳水化合物营养制剂等，增加患者舒适度，减少术前口渴、饥饿、烦躁、减少低血糖等不良反应。

（四）手术后返回病房

麻醉清醒后即可咀嚼口香糖，促进胃肠功能恢复；若口渴可饮用温水 50 ~ 100ml。

（五）返回病房 2 小时

若饮水无恶心、呕吐、呛咳，可以适量进食稀饭、面条、蒸蛋等流质、半流质易消化饮食，然后逐渐过渡为正常饮食。

五、手术后需要吃大鱼大肉吗？

手术后饮食同手术前常规饮食，尽量吃清淡、易消化、富含高蛋白的饮食，避免辛辣、刺激饮食，以免对胃肠道消化功能产生影响。

六、手术后要吃哪些药？需要注意些什么？

根据患者病情，可能需要服用以下药物：

1. 阿司匹林肠溶片　可以有效地抗血小板治疗，可防止血栓形成，对防止颈动脉闭塞和脑梗死非常重要。

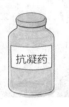

2. 降脂药　手术后使用阿托伐他汀钙片降血脂，稳定斑块，将血脂控制在正常范围或稍高。

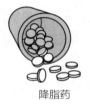

降脂药

3. 降糖药　术后监测血糖，将血糖控制在正常范围或稍高范围内。

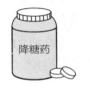

特别注意　使用任何药物出现不良反应时，应及时告知医护人员。

七、手术后怎么处理手术部位皮肤和伤口？

（一）颈内动脉支架成形术

保持局部伤口敷料清洁、干燥，观察是否有皮下瘀血及血肿形成，患肢制动 6～8 小时，避免弯曲，卧床，手术后 1 日去除弹力绷带及纱布，关注患侧足背动脉搏动情况、肢端温度及肢体活动情况。清醒后多饮水，促进造影剂的排泄。

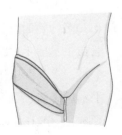

129

（二）颈动脉内膜切除术

1. 保持伤口敷料清洁干燥。

2. 观察伤口是否出现红肿、渗出液增多等情况。

3. 保持伤口敷料固定，勿自行为伤口涂药。

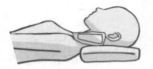

4. 保持头部引流管的通畅，避免牵拉、扭曲、折叠，不能随意调高或调低引流管的高度。

八、手术后会出现什么情况？危险吗？

（一）过度灌注脑损伤

由于术前颈动脉狭窄，血流的速度和量都处于相对较低的状态，当狭窄纠正后，脑部的血流就会更加通畅，血流量加大，导致脑水肿，引起头痛、脑出血。需要严格控制血压，并观察患者的意识变化。

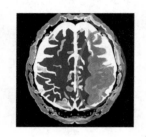

（二）脑卒中

手术后暂时性阻断颈动脉时，脑缺血、动脉硬化斑块脱落等原因易造成脑卒中的发生。因此，手术后应特别注意手术对侧肢体有无偏瘫，了解患者有无肢体运动障碍、感觉障碍及视觉障碍，及时发现，及时纠正。

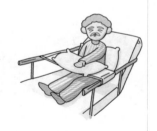

（三）脑神经损伤

多为暂时性，可能与手术时牵拉导致水肿有关，一般在手术后 1~2 周好转，个别患者可能延续到手术后 6 个月，永久性损伤相对少见。脑神经损伤一般很难避免，手术后患者出现下颌周围或耳后麻木，但不会造成其他影响，一般在手术后 6 个月左右会有不同程度地改善。

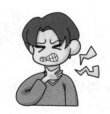

第四节　出院篇

一、什么时候可以出院？

颈动脉狭窄术后如果没有特殊情况，一般手术后 7 日可以出院。

二、出院流程是什么？

1. 患者一旦符合出院标准，医生会提前通知患者做好准备。
2. 医生开具出院证，护士办理完成后会送至患者床旁，交代出院后相关注意事项。
3. 前往医院财务处结账、报销后，收拾好物品即可离开。

三、回家后需要注意些什么？

1. 避免情绪激动及劳累。
2. 出院回家后，因患者长期卧床，下床活动易发生跌倒等意外，活动时切记安全。偏瘫或肌力障碍者需按照康复锻炼方法循序渐进地进行活动。活动顺序：平卧—抬高床头逐渐坐立—坐于床边—床边站立—床边步行—逐渐增加步行长度。
3. 推荐低盐低脂饮食，包括蔬菜、鱼类、水果、全谷物、低脂乳制品、禽类、豆类、橄榄油和坚果，限制糖类和红肉。
4. 戒烟、戒酒、控制体重，适当锻炼身体，预防感冒、避免肥胖。
5. 控制基础疾病。颈动脉狭窄的患者通常伴有高血压、糖尿病等，按时、按量服药，监测血压、血糖，控制不佳及时去医院。

四、伤口什么时候拆线?

（一）颈内动脉支架成形术

无须拆线。

（二）颈动脉内膜切除术

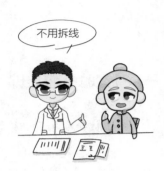

手术后 2 周，在康复病区或前往当地医院门诊由医生查看伤口愈合情况后拆线。拆线后 1~2 日，伤口无红肿、渗出等即可沾水。

五、什么时候复查?

一般于手术后 1 个月、3 个月、6 个月、12 个月回院复查，此后每 1~2 年复查一次。复查的内容一般包括颈动脉彩超、CTA 等。

（周小莉　段丽娟　樊朝凤　吴薛滨）

［1］中华医学会外科学分会血管外科学组. 颈动脉狭窄诊治指南［J］. 中国血管外科杂志（电子版），2017，2（3）：169-175.

［2］谭莉萍. 应用临床护理路径对颈动脉狭窄支架置入患者实施健康教育的效果［J］. 临床合理用药杂志，2011，4（34）：141-142.

第十章
漫话三叉神经痛

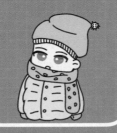

第一节 就诊篇

一、三叉神经在哪里？

三叉神经为混合神经，是粗大的脑神经，含有一般躯体感觉和特殊内脏运动两种纤维，三叉神经根位于脑桥基底部与小脑中脚交界处。

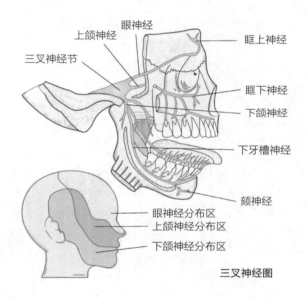

三叉神经图

二、什么是三叉神经痛？

三叉神经痛是脑神经疾病或神经源性疾病中较为常见的一种神经痛，以面部三叉神经分布区域内反复发作性的触电样短暂而剧烈的疼痛为特征。该病的特殊表现及发作时出现的难以忍受的疼痛，严重影响患者生存质量。

三叉神经痛的好发人群：好发于中老年人，发病高峰年龄为 40~50 岁；女性比男性更容易

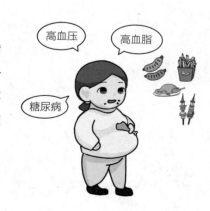

患病；患有高血压、糖尿病、高血脂的血管硬化患者和多发性硬化的患者。

三、三叉神经痛如何分类？

根据病因和发病机制，三叉神经痛可以分为原发性（特发性）和继发性（症状性）三叉神经痛。其中，原发性三叉神经痛最常见。

（一）原发性三叉神经痛

95% 的患者是由于血管压迫三叉神经的脑池段引起的神经脱髓鞘改变，患者无明显神经系统阳性体征。

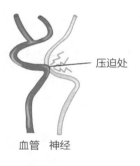

压迫处

血管　神经

（二）继发性三叉神经痛

由机体其他病变侵犯三叉神经所致，如肿瘤压迫、炎症侵犯或多发性硬化等引起。

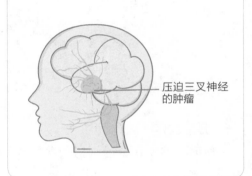

压迫三叉神经的肿瘤

四、三叉神经痛有哪些临床表现？

（一）疼痛部位

支配颌面部感觉与运动功能的三叉神经，在面部有以下 3 个分支：

1. 第一支　三叉神经眼支。
2. 第二支　上颌支。
3. 第三支　下颌支。

三叉神经痛发作时，绝大多数患者只有一侧

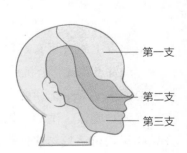

第一支

第二支

第三支

135

痛，少数患者（1%～3%）会出现双侧疼痛。右侧多于左侧，疼痛由面部、口腔或下颌的某一点开始扩散到三叉神经某一支或多支，以第二支、第三支发病最为常见，单独第一支者少见。

（二）疼痛特点

三叉神经痛患者描述像刀割、针刺、撕裂、烧灼或电击样剧烈难忍的疼痛，甚至痛不欲生。

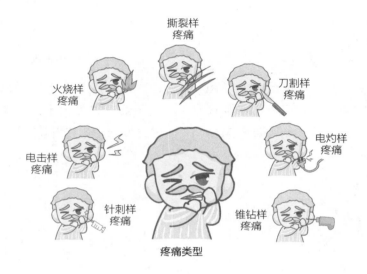

火烧样疼痛

撕裂样疼痛

刀割样疼痛

电击样疼痛

电灼样疼痛

针刺样疼痛

锥钻样疼痛

疼痛类型

（三）疼痛发作的次数及时间

疼痛骤然发作，通常持续数秒至2分钟，一日内可反复发生多次。发作以白天居多，夜间减少。间歇性发作，可自行缓解，自然间歇期可达数月至数年。随着病程加长，发作频率增加，疼痛程度加重，自然间歇期缩短，甚至终日发作。

五、三叉神经痛有哪些诱发因素？

半数以上患者可有疼痛触发点，称之为"触发点"或"扳机点"，常位于上唇、鼻翼、齿龈、口角、舌、眉等处。患者说话、吃饭、洗脸、剃须、刷牙以及风吹等均可诱发疼痛发作，以致精神

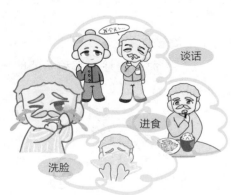

谈话

进食

洗脸

萎靡不振，行动谨小慎微，甚至不敢洗脸、刷牙、进食，说话也小心，唯恐引起发作。

六、三叉神经痛有哪些危害？

　　部分患者因长期的剧烈疼痛而不敢洗脸、畏惧进食、不敢漱口和刷牙，使患者身体处于一种营养不良的状态，严重影响身体健康。此外，疼痛会给患者造成严重的心理伤害，部分患者可能出现失眠、焦躁、易怒、抑郁甚至产生自杀念头等多种心理问题。

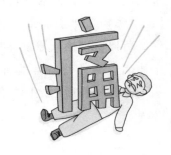

七、三叉神经痛与牙痛怎么区别？

　　很多三叉神经痛患者会出现牙痛、脸痛的现象，误以为是牙痛，跑去口腔科拔牙，拔完牙疼痛却没有缓解，所以需要了解三叉神经痛和牙痛的区别。

　　1. 三叉神经痛典型的疼痛表现为面部以及三叉神经分布区出现反复发作的突然的刀割、针刺、撕裂、烧灼或电击样剧烈难忍的疼痛。

　　2. 三叉神经痛有较明确的触发点。

　　3. 三叉神经痛发作时普通的止痛药根本无法缓解疼痛，而牙痛时消炎止痛药可以适当地缓解疼痛。

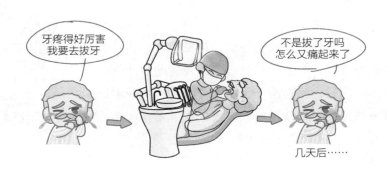

八、为了进一步明确是否患有三叉神经痛，还需要做哪些检查?

(一) 体格检查

三叉神经痛的诊断主要依据症状的描述。医生通过视诊、触诊，可了解疼痛的确切位置，包括可能的触发因素。

(二) 颅脑 CT 和 MRI

可以鉴别诊断原发性与继发性三叉神经痛。对于诊断为原发性三叉神经痛的患者，微血管减压术前应行头部 MRI 检查，有助于了解三叉神经根周围血管与三叉神经后根之间的解剖学关系，从而更好地筛选适宜行微血管减压术的患者。

注意事项

MRI 检查时，勿佩戴金属物品及磁性物件（如钥匙、手机、助听器、项链、耳环、硬币等）。凡安有心脏起搏器、动脉瘤术后体内有金属夹的患者，妊娠患者及体内有其他金属植入物、异物或避孕环的患者，请于检查前告知检查室医务人员。

九、三叉神经痛可以使用药物治疗吗? 常见的药物有哪些?

三叉神经痛首选药物治疗，尤其是首次发作的原发性三叉神经痛。推荐首选药物为卡马西平，其次是奥卡西平，其他辅助治疗药物还包括加巴喷丁、拉莫三嗪、匹莫齐特等。典型原发性三叉神经痛的自然恢复几乎是不可能的，药物治疗可能部分缓解疼痛或出现完全缓解与复发交替，因此，应根据患者发作频率调整药物剂量。如果药物治疗失败，应考虑外科治疗。

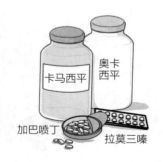

十、三叉神经痛的手术治疗方式有哪些?

(一)三叉神经微血管减压术

　　微血管减压术是通过微创开颅的方式,用一种绝缘材料,将责任血管与三叉神经垫开,该手术对典型的三叉神经痛合并神经血管压迫的有效率为 90% ~ 95%,是目前三叉神经痛手术治疗的首选方法,适用于年轻的原发性三叉神经痛患者。

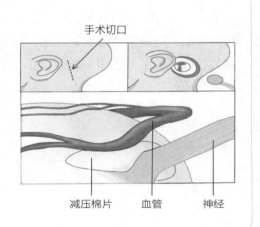

手术切口

减压棉片　血管　神经

(二)经皮三叉神经球囊压迫术

　　在患者全麻无痛的情况下,在嘴角外侧处穿刺一个针眼大小的孔,将导管顺着颅底中天然存在的"卵圆孔"抵达麦氏腔,造影剂充盈球囊,压迫三叉神经半月节 3 ~ 5 分钟,就可以让三叉神经的痛觉纤维失活,达到止痛效果。手术时间仅仅需要 10 分钟。

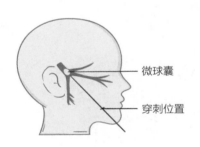

微球囊

穿刺位置

该手术是一种安全、简单有效的方法,约 90% 疼痛暂时缓解,不良反应为症状性味觉障碍、咬肌无力、面颊出血、角膜溃疡、感染和短暂复视等。

　　该手术更适用于以下人群:

　　1. 年龄 > 70 岁。

　　2. 全身状况较差(合并心脏、肺、肝脏、肾脏或代谢性疾病等)无法耐受手术。

　　3. 已做开颅微血管手术后无效或复发的患者。

　　4. 拒绝行开颅手术者。

　　5. 带状疱疹和鼻咽癌相关性三叉神经痛患者。

（三）伽马刀手术（γ刀）

伽马刀手术是通过立体定向的方法，将γ射线聚焦在三叉神经根部，通过对照射剂量的控制，阻断患者的感觉传导，达到控制疼痛的效果。该手术适用于不适合开颅手术，或已行其他外科治疗无效或疼痛复发的患者。

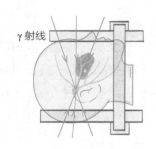

γ射线

第二节 入院篇

一、什么情况下需要入院手术?

1. 疼痛发作时程度比较剧烈，严重影响患者的生活，有典型三叉神经痛发作特点。

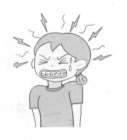

2. 口服药物治疗无效者，应考虑手术治疗。

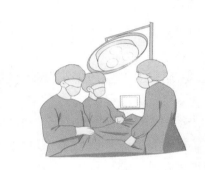

二、入院前该准备什么?

（一）物品准备

1. 入院证、身份证、医保卡。

2. 院前的检验报告、影像学资料等。

3. 换洗衣物、洗漱用品等。

（二）调整生活方式

1. 手术前 2 周须戒烟、戒酒。

2. 女性手术避开月经期。

3. 适当休息，保证充足的睡眠，同时避免过度劳累。

第三节 住院篇

一、手术前如何进行大小便训练？

（一）小便管理

手术前 2 日开始练习床上解小便，接入手术室之前在病房解尽小便。

（二）大便管理

使用坐式马桶或坐便器，避免用力解大便，必要时可使用润肠通便的药物帮助排便，如麻仁丸、番泻叶、开塞露等。

二、手术前手术部位需要做什么准备呢？

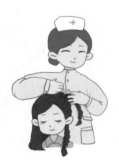

手术前 2 日每日用洗必泰（氯己定溶液）清洁头发一次，不需要剃光头。手术前 1 日根据手术切口位置，为长发患者编发辫，确保术中充分暴露手术部位。

三、手术前要注重营养，那是什么都可以吃吗？

（一）普通患者

进食普通饮食，与健康成人的饮食类型相同，无特殊饮食禁忌，主要注意饮食均衡和多样化。

（二）糖尿病患者

采用糖尿病饮食，控制总热量的摄入，少食多餐，多食用粗粮及含膳食纤维成分较多的碳水化合物，如麦片、玉米面、绿色蔬菜等，从而减少餐后血糖的波动。每日还要补充适当的蛋白质，并且严格控制脂肪的摄入。

（三）高血压患者

采用低盐饮食，每日可用食盐不超过 2g 或酱油不超过 10ml。禁止食用腌制食品，如咸菜、香肠、腊肉、火腿等。

（四）高脂血症患者

采用低脂饮食，饮食应清淡、少油，禁止食用肥肉、蛋黄、动物脑等脂肪含量较高的食物。

四、手术当天可以吃饭吗？具体可以吃些什么？

（一）手术前一晚

在正常饮食后加餐高蛋白营养制剂如蛋白粉、牛奶等，为患者补充能量以降低术中应激反应。

（二）手术前 6 小时

可以吃稀饭、馒头等淀粉类固体或饮用牛奶，为患者手术补充能量。

（三）手术前 2 小时

可饮用不超过 200ml 的碳水化合物（不包括茶、咖啡及含酒精的饮料），如白开水、可乐、糖开水、不含渣的果汁等，增加患者舒适度，减少术前口渴、饥饿、烦躁、低血糖等不良反应。

（四）手术后返回病房

麻醉清醒后即可咀嚼口香糖，促进胃肠功能恢复；若口渴可饮用温水 50～100ml。

（五）返回病房 2 小时

若饮水无恶心、呕吐、呛咳，可以适量进食稀饭、面条、蒸蛋等流质、半流质易消化饮食，然后逐渐过渡为正常饮食。

五、手术后需要吃大鱼大肉吗？

手术后饮食同手术前常规饮食，尽量吃清淡、易消化、富含高蛋白的饮食，避免辛辣、刺激饮食，以免对胃肠道消化功能产生影响。

六、手术后怎么处理手术部位皮肤和伤口？

（一）微血管减压术

1. 保持伤口敷料清洁干燥。

2. 观察伤口是否出现红肿、渗出液增多等情况。

3. 保持伤口敷料固定，勿自行为伤口涂药。

（二）经皮三叉神经球囊压迫术

手术后 48 小时切口边缘即黏合，可以洗淋浴。洗澡时注意不要直接接触伤口处，可用干毛巾蘸干伤口，避免搓揉，防止伤口裂开。

七、手术后会出现什么情况？危险吗？

（一）颅内出血

颅内出血是手术后最严重的并发症，多发生于手术后 24 小时内。应密切观察患者意识、瞳孔、生命体征及肢体活动变化，若患者出现意识恍惚、躁动、持续剧烈头痛、血压升高、心率减慢、呼吸改变等症状，应及时通知医生复查头部 CT，遵医嘱使用脱水、止血药，保守治疗无效者应立即手术止血。

（二）颅内感染

表现为体温连续 3 日超过 38.5℃；头痛、呕吐、颈项强直；脑脊液炎性改变。需监测体温变化，遵医嘱使用抗生素。

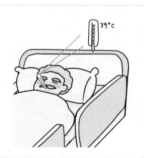

（三）疼痛

头胀痛、恶心、呕吐、视盘水肿；手术后伤口疼痛剧烈。遵医嘱使用脱水剂或止痛药物。

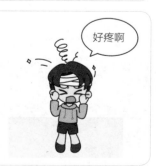

（四）后组脑神经受损

　　因手术过程中牵拉面神经及触动眼神经根，可能导致手术后暂时性周围性面瘫、面部麻木、听力下降、眼睑闭合不全等脑神经损伤表现。可遵医嘱服用甲钴胺片等营养神经类药物；眼睑闭合不全者要注意保护角膜，给予红霉素眼膏涂眼。

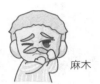

麻木

（五）口唇疱疹

　　手术刺激三叉神经半月节，使潜伏在神经内的病毒激活，易发生手术后疱疹，多发生于颜面部。可予以抗病毒药物治疗。

（六）听力下降

　　主要表现为同侧听力下降或耳聋。应提高说话音量，站在患者健侧耳边进行交流。

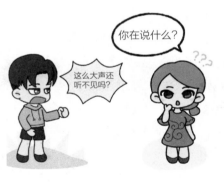

第四节 出院篇

一、要达到什么标准才可以出院?

如果没有特殊情况,一般术后 3~5 日可以出院。

二、出院流程是什么?

1. 患者一旦符合出院标准,医生会提前通知患者做好准备。

2. 医生开具出院证,护士办理完成后会送至患者床旁,交代出院后相关注意事项。

3. 前往医院财务处结账、报销后,收拾好物品即可离开。

三、出院后康复期需要注意哪些?

1. 三叉神经痛的患者饮食建议选择质软、易嚼食物。针对咀嚼诱发疼痛的患者,则进食流食,不建议吃辛辣刺激、过酸过甜食物、油炸食物和寒性食物等;而且饮食要营养丰富,平时应多吃些新鲜水果、蔬菜及豆制类食品。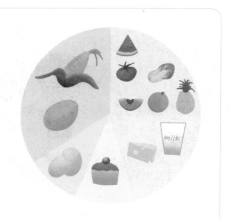

2. 吃饭、漱口、说话、刷牙、洗脸动作宜轻柔,以免诱发"触发点"而引起三叉神经痛。

3. 注意头、面部保暖，避免局部受冻、受潮，不用太冷、太热的水清洁面部；平时应保持情绪稳定，不宜激动，不宜疲劳熬夜，常听柔和音乐，心情平和，保持充足睡眠。

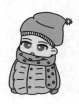

4. 保持精神愉快，避免精神刺激；尽量避免触及"触发点"；起居规律，室内环境应安静、整洁，空气新鲜。适当参加体育运动，锻炼身体，增强体质。

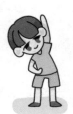 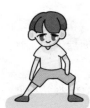 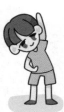 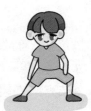

四、出院后还需要继续吃药吗？

三叉神经痛手术后，大多数患者疼痛可以立即缓解，10%～20%的患者疼痛可能延迟缓解，需要继续服用卡马西平类药物1个月左右。

五、伤口什么时候拆线？

手术后2周，在康复病区或前往当地医院门诊由医生查看伤口愈合情况后拆线。拆线后1～2日，伤口无红肿、渗出等即可沾水。

六、什么时候需要回医院复查?

手术后每 3 个月复查一次，半年后每半年复查一次，至少复查 2 年。复查内容包括患者的疼痛缓解情况，面部感觉、面部肌肉运动、眼球运动等神经功能，必要时复查 CT。

按时复查

（赵小燕　段丽娟　樊朝凤　吴薛滨）

［1］陈茂君，蒋艳，游潮. 神经外科护理手册［M］. 北京：科学出版社，2015.

［2］刘荣光，王运良. 三叉神经痛的治疗研究进展［J］. 中国实用神经疾病杂志，2019，22（14）：1530-1534.

［3］刘清军.《三叉神经痛诊疗中国专家共识》解读［J］. 中国现代神经疾病杂志，2018（9）：643-645.

第十一章
漫话癫痫

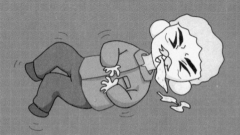

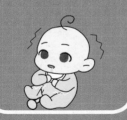

第一节 就诊篇

一、什么是癫痫？

癫痫（epilepsy）就是俗称的"羊角风""羊癫风"，是以大脑神经元突发性异常放电，导致短暂的中枢神经系统功能失常为特征的一种慢性脑部疾病。本病的好发人群主要是儿童和老人。

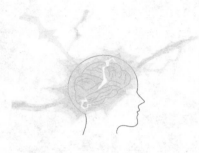

二、癫痫的先兆症状有哪些？

癫痫发作前部分患者会有各种各样的先兆症状，包括以下几个方面：

1. 躯体感觉的先兆　包括刺痛、麻木、感觉缺失。

2. 听觉、嗅觉、味觉的改变　如幻听、噪音、闻到刺激难闻的气味等。

3. 精神方面的先兆　比如心烦、焦虑、幻觉，看到了或感觉到了实际上不存在的东西。

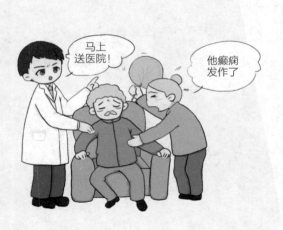

三、癫痫有哪些临床表现？

（一）部分性发作

1. 单纯部分性发作　不伴意识障碍，发作时间短，不超过1分钟，表现为一侧口角、手指、足趾、足部肌肉等部分出现发作性抽搐；邻近部位或伴有感觉性发作，表现为口角、舌部、手指或足趾出现麻木感或针刺感。

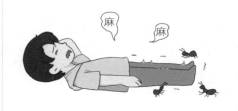

2. 复杂部分性发作　伴有意识障碍，发作常伴有精神、意识、运动、感觉等症状。发作时会出现一些吸吮、抚摸衣扣、机械重复发作前的动作等无意识的动作，患者与外界完全失去接触。

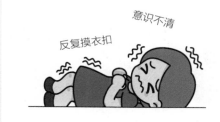

（二）全身性发作

1. 失神发作　以儿童多见，发作时突然停止原有活动，两眼凝视，茫然若失，阵挛性眼肌抽动，点头动作或上肢颤动，手中所握持物品坠落。每次发作5～10秒。失神发作后期表现为不同程度的意识障碍、自动行为、轻度强直、阵挛或失张力等。

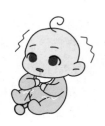

2. 强直-阵挛性发作（GTCS）又称为大发作，患者以意识丧失及全身抽搐发作为特征，常伴有尖叫，四肢抽搐，双目凝视，口吐白沫，面色青紫，瞳孔扩大且伴有呼吸暂停等症状，随后出现全身肌肉节律性强力收缩，往往持续数分钟，大小便失禁，且事后无记忆。强直-阵挛性发作在短期内频繁出现，间歇期意识持续昏迷者为癫痫持续状态。

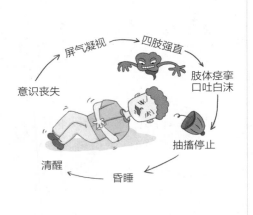

3. 特殊类型发作　包括有新生儿癫痫、腹型癫痫、小儿良性癫痫、婴儿痉挛症等。

四、为什么会得癫痫？

癫痫病因极其复杂，现代医学按发生癫痫的原因可以分为3类：原发性（特发性）癫痫、继发性（症状性）癫痫和隐源性癫痫。

（一）原发性癫痫

病因不明，很可能与基因或遗传相关。这类患者癫痫发作常在某个特殊年龄段，有特征性临床及脑电图表现，诊断较明确。

（二）继发性癫痫

继发性癫痫是指能找到病因的癫痫，可由中枢神经系统病变如染色体异常、局灶性或弥漫性脑部疾病，以及某些系统性疾病影响脑部结构或功能所致。脑炎、脑膜炎、脑寄生虫病、脑瘤、脑外伤、脑缺氧，铅、汞等引起脑中毒等，均可导致本病的发生。

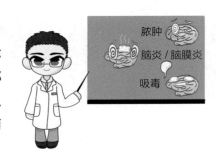

（三）隐源性癫痫

较多见，临床表现提示症状性癫痫，但未找到明确病因，可在特殊年龄段起病，无特定临床和脑电图表现。

五、为了进一步明确是否患有癫痫，还需要做哪些检查？

（一）脑电图检查

脑电图检查是一个既经济又有效的明确癫痫诊断的方法。可行常规脑电图、24 小时经头皮（无创）视频脑电图监测和置入电极（有创）脑电监测。置入电极（有创）脑电监测常用于无创性监测完成后确认癫痫的起源区。

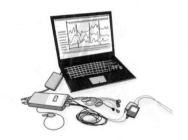

注意事项 ①做脑电监测前，先了解患者发病情况，服药期间经常发病的患者，做脑电图监测当日停服抗癫痫药，几周或几个月发病一次的患者手术前 1 日或 2 日停药。②做脑电图监测前先洗头，不用任何护发品，使电极与头皮接触良好。③嘱患者在床上安心休息、减少活动，将患者的两手放在被子外，如大发作时将被子拿掉，不要正面按压患者，遮挡患者面部，便于发作时监测录像上记录发作的整体情况和状态。

（二）头部 CT

有助于显示含有钙化、出血等病变。对于临床怀疑有钙化或出血性病变的患者（如结节性硬化、可能含有钙化的占位性病变、出血等），建议进行头部 CT 扫描。

注意事项 [头部 CT 普通检查时，需去除检查部位的厚衣服以及金属饰物，以免遮盖病变部位。

（三）头部 MRI

MRI 具有优良的组织分辨能力，可帮助诊断结构性改变的癫痫病灶。

注意事项 [MRI 检查时，勿佩戴金属物品及磁性物件（如钥匙、手机、助听器、项链、耳环、硬币等）。凡安有心脏起搏器、动脉瘤术后体内有金属夹的患者，妊娠患者及体内有其他金属植入物、异物或避孕环的患者，请于检查前告知检查室医务人员。

六、癫痫可以使用药物治疗吗？常用的药物有哪些？

据报道，70%～80% 的癫痫患者通过抗癫痫药物的治疗能够获得满意的效果，其中苯巴比妥、苯妥英钠、卡马西平、丙戊酸钠、左乙拉西坦是目前广泛应用的一线抗癫痫药。

七、癫痫的手术治疗方式有哪些？

（一）切除性手术

切除性手术开展最多，也是最成熟的手术方式，是通过切除癫痫源区和发作起始区以尽可能地达到患者手术后无发作的目的，如脑皮质癫痫灶切除术。

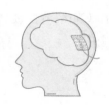

（二）姑息性手术

此类手术旨在阻断癫痫放电的传播通路，以达到减轻发作的目的，通常难以完全消除发作，如胼胝体切开术。

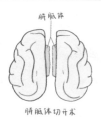

（三）局部毁损手术

运用立体定向技术，精确毁损脑深部的结构。

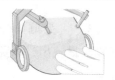

（四）神经调控手术

通过电或磁刺激改变神经系统功能而获得治疗效果，如迷走神经电刺激术。

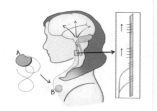

八、癫痫能治愈吗？

如果找到病因，并且完全去除病因，有些癫痫患者是可以治愈的，但是大部分癫痫患者难以找到病因，需要正规的抗癫痫药物治疗。约 70% 的患者通过药物治疗，癫痫发作可以得到控制；部分药物难治性癫痫患者通过手术治疗和神经调控治疗，癫痫发作也能得到控制或治愈。

九、癫痫发作该怎么急救？

1. 立即扶患者侧卧，注意保护患者头部，避免患者四肢卡在狭窄的腔隙，避免患者头部受伤或骨折。

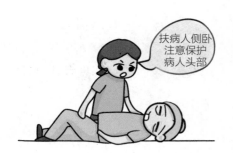

扶病人侧卧注意保护病人头部

2. 解开衣领、衣扣，保持呼吸道通畅。

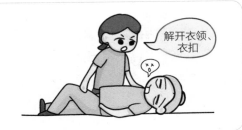

3. 将头偏向一侧，使唾液和呕吐物尽量流出，以免引起窒息。

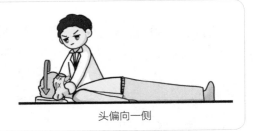

头偏向一侧

4. 抽搐时，不要用力按压患者肢体，以免造成骨折。

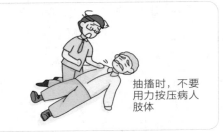

抽搐时，不要用力按压病人肢体

5. 如果患者长时间不见好转，立即拨打急救电话，寻求专业医疗救治。

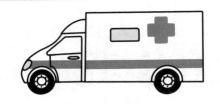

注意事项 禁忌掐人中、扇耳光等行为，更不要强行塞入手帕、手套、袜子等软物，以免堵塞患者气道。

第二节　入院篇

一、什么情况下需要入院手术?

（一）药物难治性癫痫

　　药物难治性癫痫又称顽固性癫痫，因长期药物治疗无效。

（二）具有明确病因的癫痫

　　单纯药物控制疗效较差，如颞叶病变、海马硬化、海绵状血管瘤或局限性皮层发育不良导致癫痫的患者。

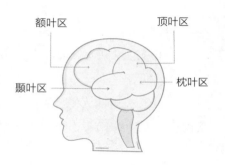

二、入院前该准备什么?

（一）物品准备

　　1. 入院证、身份证、医保卡。

　　2. 院前的检验报告、影像学资料等。

　　3. 换洗衣物、洗漱用品等。

（二）调整生活方式

　　1. 手术前 2 周须戒烟、戒酒。

　　2. 女性手术避开月经期。

　　3. 适当休息，保证充足的睡眠，同时避免过度劳累。

第三节 住院篇

一、手术前如何进行大小便训练?

(一)小便管理

手术前 2 日开始练习床上解小便,接入手术室之前在病房解尽小便。

(二)大便管理

使用坐式马桶或坐便器,避免用力解大便,必要时可使用润肠通便的药物帮助排便,如麻仁丸、番泻叶、开塞露等。

二、手术前手术部位需要做什么准备呢? 需要剃光头吗?

手术前 2 日每日用洗必泰(氯己定溶液)清洁头发一次,术前需要置入电极(有创)脑电监测患者需要剃光头,其余患者手术前 1 日根据手术切口位置,为长发患者编发辫,确保术中充分暴露手术部位。

三、手术前要注重营养,那是什么都可以吃吗?

(一)普通患者

进食普通饮食,与健康成人的饮食类型相同,无特殊饮食禁忌,主要注意饮食均衡和多样化。

(二)糖尿病患者

采用糖尿病饮食,控制总热量的摄入,少食多餐,多食用粗粮及含膳食纤维成分较多的碳水化合物,如麦片、玉米面、绿色蔬菜等,从而减少餐后血糖的波动。每日还要补充适当的蛋白质,并且严格控制脂肪的摄入。

(三)高血压患者

采用低盐饮食,即每日可用食盐不超过 2g 或酱油不超过 10ml。禁止食用腌制食品,如咸菜、香肠、腊肉、火腿等。

（四）高脂血症患者

采用低脂饮食，饮食应清淡、少油，禁止食用肥肉、蛋黄、动物脑等脂肪含量较高的食物。

四、手术当天可以吃饭吗？具体可以吃些什么？

（一）手术前一晚

在正常饮食后加餐高蛋白营养制剂如蛋白粉、牛奶等，为患者补充能量以降低术中应激反应。

（二）手术前 6 小时

可以吃稀饭、馒头等淀粉类固体或饮用牛奶，为患者手术补充能量。

（三）手术前 2 小时

可饮用不超过 200ml 的碳水化合物（不包括茶、咖啡及含酒精的饮料），如白开水、可乐、糖开水、不含渣的果汁等，增加患者舒适度，减少术前口渴、饥饿、烦躁、低血糖等不良反应。

（四）手术后返回病房

麻醉清醒后即可咀嚼口香糖，促进胃肠功能恢复；若口渴可饮用温水 50~100ml。

（五）返回病房 2 小时

若饮水无恶心、呕吐、呛咳，可以适量进食稀饭、面条、蒸蛋等流质、半流质易消化饮食，然后逐渐过渡为正常饮食。

五、手术后需要吃大鱼大肉吗？

手术后饮食同手术前常规饮食，尽量吃清淡、易消化、富含高蛋白的饮食，避免辛辣、刺激饮食，以免对胃肠道消化功能产生影响。

六、住院期间需要吃哪些特殊的药？需要注意什么？

遵照医生指导继续服用抗癫痫药，患者不能自行随意停药或减药。

七、手术后怎么处理手术部位皮肤和伤口？

1. 保持伤口敷料清洁干燥。
2. 观察伤口是否出现红肿、渗出液增多等情况。
3. 保持伤口敷料固定，勿自行为伤口涂药。

八、手术后会出现什么情况？危险吗？

（一）颅内血肿

　　颅内血肿是手术后最严重的并发症，多发生于手术后 24 小时内。应密切观察患者意识、瞳孔、生命体征及肢体活动变化，若患者出现意识恍惚、躁动、持续剧烈头痛、血压升高、心率减慢、呼吸改变等症状，应及时通知医生复查头部 CT，遵医嘱使用脱水、止血药，保守治疗无效者需及时手术止血。

（二）语言、肢体、视觉功能障碍

　　语言、肢体、视觉功能障碍与术中切除功能区病变部位有关，表现为失语、偏瘫、视野缺损等。病情稳定后应行相关功能的康复训练。

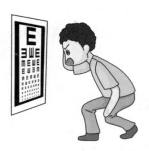

（三）颅内感染

　　表现为体温连续 3 日超过 38.5℃，头痛、呕吐、颈项强直，脑脊液炎性改变。需监测体温变化，遵医嘱使用抗生素。

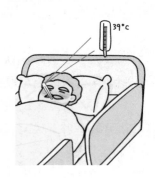

第四节 出院篇

一、要达到什么标准才可以出院?

手术后如果没有伤口红肿渗出、发热等特殊情况,一般手术后 5 ~ 7 日可以出院。

二、出院流程是什么?

1. 患者一旦符合出院标准,医生会提前通知患者做好准备。

2. 医生开具出院证,护士办理完成后会送至患者床旁,交代出院后相关注意事项。

3. 前往医院财务处结账、报销后,收拾好物品即可离开。

三、出院后康复期需要注意哪些?

1. 手术后 1 ~ 2 年还需遵照医生指导继续服用抗癫痫药,患者不能自行随意停药或减药。停用或减药需医生指导,在癫痫发作消除和脑电图好转的情况下实施。

2. 生活规律,保持充足睡眠,避免重体力劳动或用脑过度,避免高空作业和驾驶车辆。外出活动时要避免刺激,保持情绪稳定,以免引起癫痫发作并造成受伤。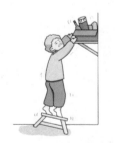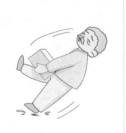

不能干重体力活、高空作业

161

3. 饮食清淡，多食蔬菜水果，避免咖啡、可乐、辛辣等兴奋性饮料及食物，戒烟、戒酒。避免服用含有咖啡因、麻黄碱的药物。

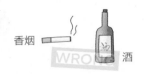

香烟　　　　酒

四、伤口什么时候拆线？

手术后 7～14 日，在康复病区或前往当地医院门诊由医生查看伤口愈合情况后拆线。拆线后 1～2 日，伤口无红肿、渗出等即可沾水。

五、什么时候需要回医院复查？

1. 手术后 3～6 个月复查 MRI。

2. 由于抗癫痫药物会加重肝脏负担，损伤肝细胞功能，须 3～6 个月复查肝功能。

3. 手术后 3～6 个月复查脑电图。

（赵小燕　樊朝凤　段丽娟　吴薛滨）

参考文献

［1］陈茂君，蒋艳，游潮. 神经外科护理手册［M］. 北京：科学出版社，2015.

［2］蔡立新，陈佳，陈倩，等. 癫痫外科治疗术前评估规范（草案）［J］. 癫痫杂志，2020，6（4）：273-274.

［3］王宇卉. 解读"中国抗癫痫药物治疗专家共识（2011）"［J］. 世界临床药物，2012，33（01）：63-67.

［4］唐颖莹，陆璐，周东. 中国癫痫诊断治疗现状［J］. 癫痫杂志，2019，005（3）：161-164.

［5］刘玉玺. 迷走神经刺激术治疗癫痫的中国专家共识［J］. 中国医师杂志，2015，17（7）：967-968.

第十二章 漫话帕金森病

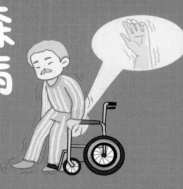

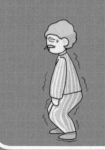

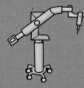

第一节 就诊篇

一、什么是帕金森病？

帕金森病（Parkinson's disease，PD）是一种以震颤、肌强直、动作迟缓、姿势平衡障碍为主要表现的中老年神经系统退行性疾病。

二、帕金森病名字的来历是什么？

200 多年前，英国的一名内科医生詹姆斯·帕金森观察到了 6 例患者肢体抖动、走路姿势前倾、动作缓慢的奇特表现。帕金森意识到这是一种新的疾病，并命名为"震颤麻痹"。1877 年，法国医生 Charcot 教授将这种疾病命名为帕金森病。为纪念帕金森医生的杰出贡献，欧洲帕金森病联合会（EPDA）于 1997 年将每年的 4 月 11 日，即帕金森医生的生日定为"世界帕金森病日"。

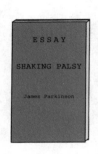

三、什么原因可以引起帕金森病？

帕金森病的病因目前仍不明确，国际上还没有公认的、毫无争议的研究确切指出帕金森病的致病原因。年龄老化、生活环境、化学制剂、遗传等都有可能是帕金森病的致病因素。目前研究推测大脑黑质细胞退化，无法产生足够的神经递质——多巴胺。多巴胺调控大脑的运动功能来控制肌肉活动，缺乏足够的多巴胺就会产生各种活动障碍。

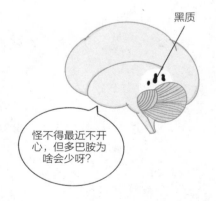

四、帕金森病有哪些临床表现？

（一）运动症状

1. 运动迟缓

（1）运动启动困难和速度减慢：日常生活不能自理，坐下后不能起立，卧床时不能自行翻身，解、系鞋带和纽扣，穿脱鞋袜或裤子、剃须、洗脸及刷牙等动作都有困难。重复运动容易疲劳。

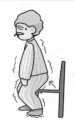

起立有困难

（2）多样性运动缺陷：表情缺乏、眨眼减少，"面具脸"为特有面貌。严重者出现构音、咀嚼、吞咽困难，因患者不能把唾液自然吞咽出现大量流口水。步行中上肢的伴随动作减少，甚至消失。

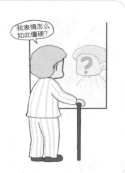

我表情怎么如此僵硬？

（3）运动变换困难：从一种运动状态转换为另一种运动变换困难，出现运动中止或重复，如行走中不能敬礼，回答问题时不能扣纽扣、系鞋带等精细动作困难，连续轮替动作常有停顿。患者上肢不能做精细动作，书写困难，所写的字弯曲不正，越写越小，称为"写字过小症"。

越来越小

帕金

2. 肌强直 当患者处于放松体位时，四肢及颈部主要关节的被动运动缓慢。患者自诉肢体发僵、发硬。

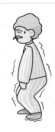

3. 静止性震颤　肢体处于完全静止状态时每秒出现 4~6次（运动起始后被抑制）。常见于上肢远端，患者自诉"越是放着不动手越抖，干活或睡觉反而不抖"。

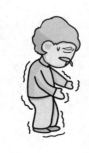

4. 姿势平衡障碍　由于全身肌肉受到影响，患者会出现头前倾，改变体位如站起、迈步缓慢，不能及时转弯、停步的情况。

（二）非运动症状

非运动症状包括嗅觉减退、睡眠障碍、便秘和抑郁等症状。

1. 嗅觉减退　主要表现为嗅觉辨别、嗅觉识别和嗅觉阈值的异常。

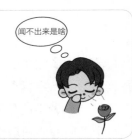

2. 睡眠障碍　常见的睡眠障碍包括失眠、睡眠片断化、快速动眼期睡眠行为障碍、白天过度嗜睡或睡眠发作、睡眠呼吸异常等。

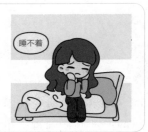

3. 便秘　便秘的定义是在排便通畅的情况下，每周的排便次数少于 3 次。在帕金森病的患者群里，大约 70% 患者以上会出现不同程度的便秘。

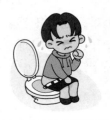

4. 抑郁　表现为持久的情绪低落、注意力集中困难、工作和生活兴趣丧失、睡眠障碍、冷漠、悲观、焦虑、敏感，有自杀念头。自责、自罪和自杀行为相对少见。

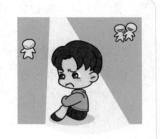

五、为了进一步明确是否患有帕金森病，还需要做哪些检查？

1. CT 或 MRI　一旦怀疑患者有可能是帕金森病，建议首先做影像学检查，比如头部 CT 或 MRI。其中，MRI 的效果更好些，能够排除脑梗死、脑积水或脑肿瘤等疾病。

注意事项

MRI 检查时，勿佩戴金属物品及磁性物件（如钥匙、手机、助听器、项链、耳环、硬币等）。凡安有心脏起搏器、动脉瘤术后体内有金属夹的患者，妊娠患者及体内有其他金属植入物、异物或避孕环的患者，请于检查前告知检查室医务人员。

2. 分子影像学分析　还要做脑部多巴胺受体方面的检查，比如 PET-CT。由于帕金森病主要病变部位是大脑的黑质和纹状体通路，会导致多巴胺生成减少。因此通过分子影像学分析，就能判断该处是否发生了病变。

3. 血浆铜蓝蛋白含量和基因检测　如果是较年轻的患者，还要查血浆铜蓝蛋白含量或者做基因检测，以排除遗传性疾病。

4. 其他　除此之外，还要检查患者的嗅觉以及心脏的交感神经是否受损，这也是诊断帕金森病的依据之一。

六、帕金森病该怎么治疗？

针对帕金森病的运动症状和非运动症状采取全面综合的治疗。治疗方法包括药物治疗、手术治疗、运动疗法等。

1. 药物治疗　首选，是整个治疗过程中的主要治疗手段。

（1）复方左旋多巴：补充人体内多巴胺，对震颤、强直、运动迟缓等均有较好的疗效。服用后最常出现异动症，表现为身体不自主运动。应根据病情逐渐增加药量，并维持不出现副作用的剂量。

（2）苯海索：对脑内的胆碱有拮抗作用，可以治疗帕金森病伴有震颤的患者，长期服用可能会导致其认知功能下降。应定期复查认知功能，如果出现认知功能下降须停用。

（3）金刚烷胺：可能促进脑内多巴胺的释放，对少动、强直、震颤均有改善作用。肾功能不全、癫痫、严重胃溃疡患者慎用，哺乳期妇女禁用。

（4）吡贝地尔：作用多巴胺受体，增强多巴胺作用，适用于早发型帕金森病的病程初期。毒副作用轻微，但有的患者会出现昏睡。

（5）恩他卡朋：抑制体内多巴胺的分解。疾病中晚期，当复方左旋多巴疗效减退时，可添加此药物改善症状。

2. 手术治疗　是药物治疗的一种有效补充。手术方法主要包括神经核毁损术和脑深部电刺激疗法（DBS，俗称"脑起搏器"），脑深部电刺激疗法因其相对无创、安全和可调控性而作为主要选择。

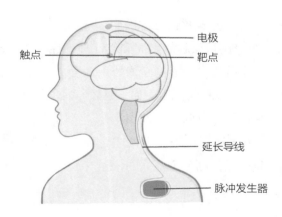

3. 运动疗法　根据不同的行动障碍进行相应的康复或运动训练，如健身操、太极拳、慢跑等运动训练，或语言障碍训练、步态训练、姿势平衡训练等。

目前应用的治疗手段，无论是药物治疗还是手术治疗，只能改善患者的症状，并不能阻止病情的发展，更无法治愈。因此，治疗不仅要立足当前，还需要长期管理，以达到长期获益。

七、帕金森病什么时机适合手术?

1. 病程　原则上，病程 ≥ 5 年的帕金森病患者建议行脑深部电刺激疗法（脑起搏器手术）。病程 < 5 年，但符合原发性帕金森病临床诊断标准的患者，手术适应证明确，病程放宽至 4 年。以震颤为主的帕金森病患者，经规范的药物治疗，震颤改善不理想且震颤严重影响患者的生命质量，经过评估后放宽至 3 年。

2. 病情严重程度　有"开关现象"的患者，关期的 Hoehn-Yahr 分期为 2.5 ~ 4 期可以考虑手术治疗（表 12-1）。

表 12-1　Hoehn-Yahr 分期

分期	症状
0 期	无体征
1 期	单侧患病
1.5 期	单侧患病，并影响到躯干中轴的肌肉，或另一侧肢体可疑受累
2 期	双侧患病，未损害平衡
2.5 期	轻度双侧患病，姿势反射稍差，但是能自己纠正
3 期	双侧患病，有姿势平衡障碍
4 期	严重的残疾，但是能自己站立或行走
5 期	生活不能自理，在无他人帮助的情况下，只能卧床或局限于轮椅中

3. 年龄　手术患者年龄通常 < 75 岁，若患者身体状态良好，可适当放宽年龄限制。

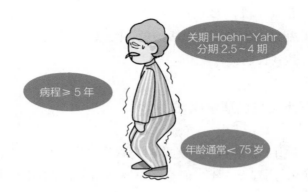

第二节 入院篇

一、什么情况下需要入院手术?

1. 原发性帕金森病或遗传性帕金森病、各种基因型帕金森病,对复方左旋多巴反应良好。

2. 药物疗效已显著减退,或者出现明显的运动并发症,影响患者的生命质量。

3. 出现不能耐受的药物不良反应,影响到药物疗效。

4. 存在药物无法控制的震颤。

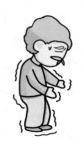

二、入院前该准备什么?

(一)停药准备

如果有口服阿司匹林等抗凝药物,应在相关科室医生的指导下暂停口服抗凝药物。

(二)物品准备

1. 入院证、身份证、医保卡等。

2. 院前的 CT、MRI 等影像学资料。

3. 换洗衣物、洗漱用品等。

(三)调整生活方式

1. 手术前 2 周须戒烟、戒酒。

2. 女性患者手术避开月经期。

3. 适当休息,保证充足的睡眠,同时避免过度劳累。

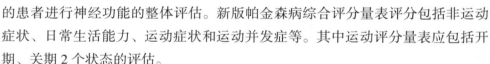

第三节 住院篇

一、手术前评估有哪些？

脑深部电刺激疗法手术前评估内容包括帕金森病患者的运动症状、运动并发症、非运动症状、生活能力等。

1. 左旋多巴反应性评测　一般采用急性左旋多巴负荷试验。进行急性左旋多巴负荷试验时，应用帕金森综合评分量表或新版帕金森病综合评分量表进行评分，在服药前和服药后连续评测，以最大改善率为评估指标。改善率≥30%则具有手术指征。

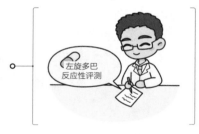

2. 头颅结构的影像学检查　推荐进行常规头颅 MRI 平扫。头颅结构的影像学检查对于帕金森病的诊断和鉴别诊断、预测脑深部电刺激疗法手术后疗效具有重要意义。

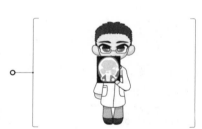

3. 神经功能障碍的整体评估　应用新版帕金森病综合评分量表对行脑深部电刺激疗法的患者进行神经功能的整体评估。新版帕金森病综合评分量表评分包括非运动症状、日常生活能力、运动症状和运动并发症等。其中运动评分量表应包括开期、关期 2 个状态的评估。

4. Hoehn–Yahr 分期。

5. 运动并发症评估。

6. 认知功能评测。

7. 神经心理评估。

8. 自主神经功能评测。

9. 其他非运动症状的评估　如睡眠障碍的评估、疼痛的评估、疲劳的评估。

10. 生活质量和日常生活能力评估。

11. 服药情况和左旋多巴等效剂量的换算。

以上评估内容较多，医生根据本单位的条件和患者的情况选择具体评估内容。

二、手术前如何进行大小便训练？

（一）小便管理

手术前 2 日开始练习床上解小便，接入手术室之前在病房解尽小便。

（二）大便管理

使用坐便器，避免用力解大便，必要时可使用润肠通便的药物帮助排便，如麻仁丸、番泻叶、开塞露等。

三、怎么缓解手术前内心的紧张情绪？

（一）心理准备

1. 了解帕金森病的疾病基础知识，树立治疗信心。

2. 主动与家属交流沟通，避免过度担心及焦虑。

3. 保持平和的心态，入院后积极配合医生、护士。

（二）社会支持

1. 主动向家属寻求帮助，积极沟通，取得家属的支持和鼓励。

2. 已经发生眩晕、跌倒的患者须有一名家属陪同入院。

四、手术前需要剃光头吗？

因脑深部电刺激疗法（脑起搏器手术）需要留置颅内电极，所以需要剃光头。

1. 手术前 2 日，每日用洗必泰（氯己定溶液）清洁头发一次。

2. 手术当天剃光头，清洗颈部、胸部周围皮肤。

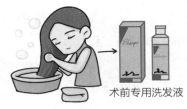

术前专用洗发液

3. 佩戴头架。头架是用 4 颗螺钉固定于头部，在撤除头架后，绷带加压包扎针眼，第 2 日可撤除绷带及敷料。

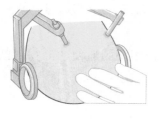

4. 使用无框架立体定向系统的患者，需要在头上贴 "marker"。"marker" 是医生的习惯称呼，意思是 "记号"。

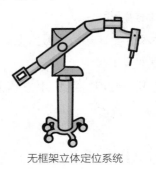

无框架立体定位系统

五、手术前要注重营养，那是什么都可以吃吗？

（一）普通患者

进食普通饮食，与健康成人的饮食类型相同，无特殊饮食禁忌，主要注意饮食均衡和多样化。

（二）糖尿病患者

采用糖尿病饮食，控制总热量的摄入，少食多餐，多食用粗粮及含膳食纤维成分较多的碳水化合物，如麦片、玉米面、绿色蔬菜等，从而减少餐后血糖的波动。每日还要补充适当的蛋白质，并且严格控制脂肪的摄入。

（三）高血压患者

采用低盐饮食，即每日可用食盐不超过 2g 或酱油不超过 10ml。禁止食用腌制食品，如咸菜、香肠、腊肉、火腿等。

（四）高脂血症患者

采用低脂饮食，饮食应清淡、少油，禁止食用肥肉、蛋黄、动物脑等脂肪含量较高的食物。

六、手术当天可以吃饭吗？具体可以吃些什么？

（一）手术前一晚

在正常饮食后加餐高蛋白营养制剂如蛋白粉、牛奶等，为患者补充能量以降低术中应激反应。

（二）手术前 6 小时

可以吃稀饭、馒头等淀粉类固体或饮用牛奶，为患者手术补充能量。

（三）手术前 2 小时

可饮用不超过 200ml 的碳水化合物（不包括茶、咖啡及含酒精的饮料），如白开水、可乐、糖开水、不含渣的果汁等，增加患者舒适度，减少术前口渴、饥饿、烦躁、低血糖等不良反应。

（四）手术后返回病房

麻醉清醒后即可咀嚼口香糖，促进胃肠功能恢复；若口渴可饮用温水 50～100ml。

（五）返回病房 2 小时

若饮水无恶心、呕吐、呛咳，可以适量进食稀饭、面条、蒸蛋等流质、半流质易消化饮食，然后逐渐过渡为正常饮食。

七、手术后需要吃大鱼大肉吗？

手术后饮食同手术前常规饮食，尽量吃清淡、易消化、富含高蛋白的饮食，避免辛辣、刺激性饮食，以免对胃肠道消化功能产生影响。

八、住院期间需要吃药吗？需要注意什么？

需要。住院期间需要在医生指导下规范、足量使用抗帕金森病药物。注意：一些手术前评估会临时调整多巴胺的剂量，需要留意医生安排评估的时间。

九、手术后怎么处理手术部位皮肤和伤口？

1. 视情况更换敷料。保持头部、胸部敷料干燥。

2. 放置脉冲发生器的胸部同侧上肢需减少做大幅剧烈运动。

3. 手术中使用不可吸收缝线的患者，手术后 2 周前往当地医院门诊，由医生查看伤口愈合情况后拆线，拆线 1～2 日后伤口愈合、无红肿者可沾水。

4. 手术中使用可吸收缝线的患者，手术后无须拆线，手术后 7～10 日若伤口无红肿、渗出即可沐浴。

 特别注意 观察伤口是否出现红肿、渗出液增多等情况，如有需要及时与医护人员联系。

十、手术后会出现什么情况？危险吗？

（一）吞咽不适

气管插管及手术牵拉后的正常反应，症状为暂时性，一般持续几天或几周。

（二）疼痛

手术后若出现伤口疼痛、颅内压增高引起的头痛，应及时告诉医护人员。遵医嘱复查头颅 CT，排除颅内出血，可遵医嘱使用止痛药。若出现颅内出血，医生会根据出血量的多少进行相应处理。

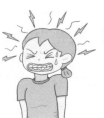

第四节 出院篇

一、什么时候可以出院?

如果没有特殊情况,一般手术后 3 ~ 5 日可以出院。

二、出院流程是什么?

1. 患者一旦符合出院标准,医生会提前通知患者做好准备。

2. 医生开具出院证,护士办理完成后会送至患者床旁,交代出院后相关注意事项。

3. 患者前往医院财务处结账、报销后,收拾好物品即可离开。

三、做了手术是不是不需要再吃药了?

脑深部电刺激疗法手术当日应在患者麻醉苏醒后,尽早恢复术前服用的复方左旋多巴等药物。因脑深部电刺激疗法的神经调控机制与药物作用机制不同,且手术后尚未开机,故仍需系统、规范服用抗帕金森病药物。

手术后可能出现谵妄、嗜睡、精神症状恶化等风险,对于复方左旋多巴以外的抗帕金森病药物(如多巴胺受体激动剂、金刚烷胺和盐酸苯海索等),若非手术前控制运动障碍的主要药物,建议减少或暂停服用,以免出现相应的不良反应。

> **特别注意** 使用任何药物出现不良反应时,应及时告知医护人员。

四、出院后什么时候开机?

手术后程控是帕金森病患者脑深部电刺激疗法的重要环节，首次开机需要到医生门诊进行，建议于手术后 2~4 周，微毁损效应消退、电极阻抗相对稳定、患者的一般情况较好时开机。

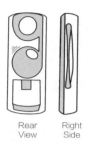

Rear View   Right Side

五、开机后，还需要再来医院吗?

脑深部电刺激疗法需要长期调控，开机后 3~6 个月可能需要数次程控以优化刺激参数、电极触点并进行药物调整，总体目标是缓解症状和防止不良反应，原则上应以最小的刺激强度和最少的药物剂量获得临床症状最大程度的改善。以后定期复诊，每年要复诊 1~3 次，进行相应的检测和程控。

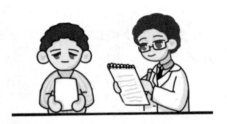

六、出院时还没有拆线，切口如何护理?

1. 脑深部电刺激疗法拆线前，手术切口会瘙痒不适，不宜抓挠。如果担心做梦无意识抓挠，睡觉时可以戴上手套。

2. 保持手术切口干燥，每 2~3 日更换一次敷料，做好切口清洁，密切注意切口愈合情况，出现红肿、渗出及时联系手术医生。

3. 手术后 8~10 日可在就近医院拆除头皮缝线，手术后 12~14 日可进行胸口拆线，尽可能不要提前拆线。

4. 一般拆线后 3~4 日，可以在切口表皮愈合良好的情况下洗头洗澡，但需注意伤口一定要轻柔擦干，不要猛烈拉扯切口，谨防裂开。

5. 手术切口通常需要 3 个月才能基本恢复，期间要密切注意切口变化，如发现皮下线头冒出应及时联系医生处理。

七、身上带了"机器"，应该注意些什么？

1. 手术后 3 个月需要减少剧烈运动。值得注意的是，在此期间仍需减少放置脉冲发生器的胸部同侧上肢做大幅剧烈运动，但可以多活动颈部，前后、左右、缓慢而幅度大的运动，减少电极延长线在颈部的瘢痕缩紧。

2. 3 个月后定期理发、清洗头发。因为帕金森病患者容易油脂分泌旺盛，引发毛囊炎和皮肤脓包，所以要定期理发、清洗头发、控制血糖、均衡营养。不要留长指甲，尤其不要抓挠切口皮肤，不要反复揉搓、按压脉冲发生器，否则皮肤会缺血甚至破溃。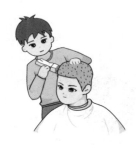

3. 一旦切口有发红、肿胀或发烫，及时联系医生，尽早处理切口问题。

八、进入机场安全门可能会引起报警，还能坐飞机和高铁吗？

脑起搏器手术后可以安心地乘坐常规交通工具，包括飞机和高铁。凭脑起搏器植入证明卡（身份识别卡），就可以通过安检。在民航飞机常规飞行高度下，脑起搏器设备都是安全的。患者可以根据实际情况，选择乘坐常规的交通工具，比如高铁、轮船等。

九、安全设备带有磁场，那脑起搏器设备不会"害怕"磁场吗？

曾经的脑起搏器可能会受到磁场的影响，但现在最新的脑起搏器技术做到了不含"磁簧开关"，不会受到安检设备和生活电器磁场的影响，患者可以正常使用冰箱、音响、电磁炉、微波炉等家用电器，也可以正常使用手机。

十、可以正常出行生活吗？

患者在接受脑起搏器手术治疗后，通常并不影响患者的日常生活。但在后期康复及长途旅行或工作中，为了确保疗效和安全，需要注意以下事项：

1. 不能用手指甲抓挠手术切口。

2. 游泳本身对植入设备没有影响，但应注意安全。

3. 长途外出旅行或工作，请携带充电器和遥控器。

4. 常规医学检查是安全的，比如血液检查、血压检查、CT、X 线检查、DSA、心电图，胃、肠镜等。接受超声检查或治疗前，应告知医生体内植入起搏器，超声探头应尽可能远离刺激器。要避免强磁场环境的医学检查，如磁共振（MRI）等。

（杨巧钰　段丽娟　樊朝凤　吴薛滨）

［1］中华医学会神经外科学分会功能神经外科学组. 中国帕金森病脑深部电刺激疗法专家共识（第二版）［J］. 中华神经外科杂志，2020，36（4）：325-337.

［2］中华医学会神经病学分会帕金森病及运动障碍学组. 中国帕金森病的诊断标准（2016 版）［J］. 中华神经科杂志，2016，49（4）：268-271.

［3］GOETZ CG, TILLEY BC, SHAFTMAN SR, et al. Movement Disorder Society-sponsored revision of the Unified Parkinson's Disease Rating Scale（MDS-UPDRS）：scale presentation and clinimetric testing results［J］. Mov Disord, 2008, 23（15）：2129-2170.

［4］中华医学会神经外科学分会功能神经外科学组. 帕金森病脑深部电刺激疗法术后程控中国专家共识［J］. 中华神经外科杂志，2016，32（12）：1192-1198.

第十三章

漫话小脑扁桃体下疝畸形

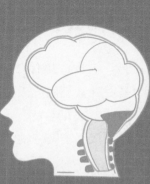

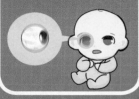

第一节 就诊篇

一、小脑扁桃体在哪里?

小脑扁桃体位于枕骨大孔区,在小脑半球的下面,靠近小脑蚓部的两侧有一对隆起,呈卵圆形。

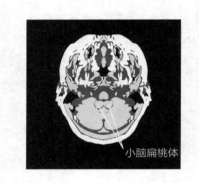

小脑扁桃体

二、什么是小脑扁桃体下疝畸形?

小脑扁桃体下疝又叫 Chiari 畸形,是一种常见的先天性发育异常。在胚胎期枕骨发育不良,导致后颅窝狭小、容量减低,小脑扁桃体下部下降至枕骨大孔以下、颈椎管内,严重者部分延髓下段、第四脑室下部下蚓部也下疝入椎管内。

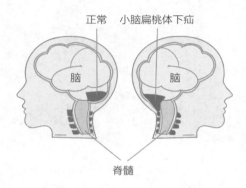

正常　小脑扁桃体下疝

脑　脑

脊髓

三、小脑扁桃体下疝畸形有哪些分类?

小脑扁桃体下疝畸形根据病理改变分为Ⅰ、Ⅱ、Ⅲ、Ⅳ四型。

（一）Ⅰ型
小脑扁桃体向下移位（疝）至枕大孔平面以下 5mm。

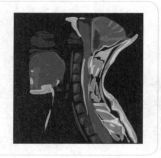

（二）Ⅱ型

小脑蚓部、第四脑室、下脑干疝至枕大孔平面以下，常伴有脊髓脊膜膨出。

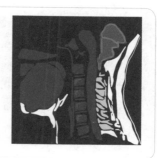

（三）Ⅲ型

小脑和脑干等后颅窝内容移位下疝入颈部脑膨出内。

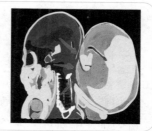

（四）Ⅳ型

小脑发育不良（无小脑下疝）多见于新生儿。

四、小脑扁桃体下疝畸形有哪些临床表现？

此病在临床上较为少见，女性较男性多见（3：1），Ⅰ型多见于成人，Ⅱ型见于婴儿，Ⅲ型多见于新生儿，Ⅳ型多见于婴儿。

（一）婴儿Ⅱ型畸形

吸入性喘息、间断性缺氧、咽反射消失、眼球震颤、颈后倾、哭声无力或消失、上肢痉挛性瘫、深反射亢进、肌张力增加、周围性面神经麻痹或轻瘫。

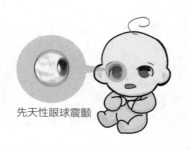

先天性眼球震颤

（二）儿童Ⅱ型畸形

眼球震颤、痉挛性四肢瘫或上肢力弱、肌张力增高、深反射亢进、躯干性共济失调、反复发作的吸入性肺炎、咳嗽反射减弱或消失。

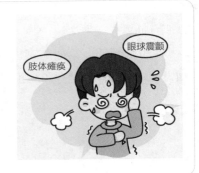

（三）青少年Ⅰ型

上肢或下肢痉挛性力弱、脊髓空洞样感觉障碍、手和／或上肢肌肉萎缩、躯干性共济失调、第Ⅻ对脑神经麻痹、脊柱侧弯。

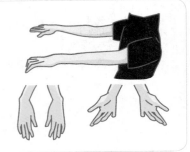

（四）成人Ⅰ型

脊髓空洞样感觉障碍、眼球震颤、头痛、颈肩或臂深部灼痛觉、上肢和手的肌肉萎缩、痉挛性截瘫、延髓麻痹、舌肌萎缩、吞咽困难和呼吸窘迫、脊柱侧弯。

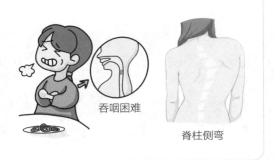

吞咽困难

脊柱侧弯

五、为了进一步明确是否患有小脑扁桃体下疝畸形，还需要做哪些检查？

（一）颈椎X线检查

可发现同时存在的颅颈交界。

（二）头颅 CT 检查

CT 扫描可显示第四脑室的大小和位置，判断枕骨大孔区的骨性异常以及有无合并脑积水。

（三）颈椎 MRI 检查

颈椎 MRI 能清楚地显示此区域的解剖关系和病理改变。

注意事项

MRI 检查时，勿佩戴金属物品及磁性物件（如钥匙、手机、助听器、项链、耳环、硬币等）。凡安有心脏起搏器、动脉瘤术后体内有金属夹的患者，妊娠患者及体内有其他金属植入物、异物或避孕环的患者，请于检查前告知检查室医务人员。

六、小脑扁桃体下疝畸形的治疗方式是什么？

无症状患者不需要治疗，应密切随访。有症状的患者，应积极采取外科手术治疗。

第二节 入院篇

一、什么情况下需要入院手术?

若小脑扁桃体下疝畸形引起临床症状，或在影像学上出现脊髓空洞的表现，应行手术治疗。

二、入院前该准备什么?

（一）停药准备

如果有口服阿司匹林等抗凝药物，应在相关科室的医生指导下暂停口服抗凝药物。

（二）物品准备

1. 入院证、身份证、医保卡等。

2. 院前的 CT、MRI 等影像学资料。

3. 换洗衣物、洗漱用品等。

（三）调整生活方式

1. 手术前 2 周须戒烟、戒酒。

2. 女性患者手术避开月经期。

3. 适当休息，保证充足的睡眠，同时避免过度劳累。

第三节　住院篇

一、手术前如何进行训练？

（一）小便管理

手术前 2 日开始练习在床上解小便，接入手术室前在病房解尽小便。

（二）大便管理

使用坐便器，避免用力排便，必要时用润肠通便的药物帮助排便。

（三）术前适应性训练

1. 应用目的　帮助患者进行头、颈、脊柱呈一条线的翻身训练，逐步适应手术后的体位要求，并向患者说明其重要性，取得良好的配合。

2. 具体方法　一人双手固定患者头颈部，一人双手托住肩部和腰部，另一人托住臀部和腘窝处，保持患者的头、颈、脊柱在一条线，慢慢帮助患者翻身。

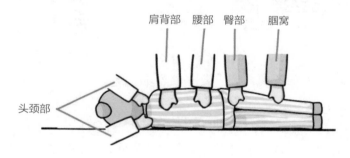

（四）呼吸训练

1. 应用目的　手术后疼痛常导致呼吸肌、肋间肌无力，患者常呈腹式呼吸，呼吸无力，不能进行有效呼吸，出现呼吸肌麻痹、呼吸道分泌物增多、肺不张等并发症，造成肺部感染，影响疾病愈后。向患者说明呼吸训练的重要性，取得良好配合。

2. 具体方法

（1）呼吸肌功能锻炼：嘱患者采用深而慢的呼吸动作，经鼻吸气腹部鼓起，经口呼气腹部内收，呼气时嘴唇皱起如吹哨。

（2）正确咳嗽咳痰的方法：嘱患者深吸气，在呼气的 2/3 时咳嗽，反复进行，使肺泡周围痰液进入气道而咳出。若咳嗽无力时，可用右手食指和中指按压气管，刺激气管引发咳嗽。

（五）准备颈托

根据患者的颈部长短、粗细，定做合适的颈托，以备术后使用。

后　前

二、手术前手术部位需要做什么准备？

手术前 2 日每日用洗必泰（氯己定溶液）清洁头发一次，不需要剃光头。手术前 1 日根据手术切口位置，为长发患者编发辫，确保术中充分暴露手术部位。

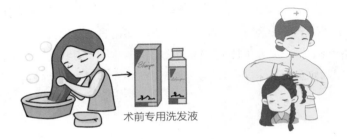

术前专用洗发液

三、手术前要注重营养，那是什么都可以吃吗？

（一）普通患者

进食普通饮食，与健康成人的饮食类型相同，无特殊饮食禁忌，主要注意饮食均衡和多样化。

（二）糖尿病患者

采用糖尿病饮食，控制总热量的摄入，少食多餐，多食用粗粮及含膳食纤维成分较多的碳水化合物，如麦片、玉米面、绿色蔬菜等，从而减少餐后血糖的波动。每日还要补充适当的蛋白质，并且严格控制脂肪的摄入。

（三）高血压患者

采用低盐饮食，即每日可用食盐不超过 2g 或酱油不超过 10ml。禁止食用腌制食品，如咸菜、香肠、腊肉、火腿等。

（四）高脂血症患者

采用低脂饮食，饮食应清淡、少油，禁止食用肥肉、蛋黄、动物脑等脂肪含量较高的食物。

四、手术当天可以吃饭吗？具体可以吃些什么？

（一）手术前一晚

在正常饮食后加餐高蛋白营养制剂，为患者补充能量以降低术中应激反应。

（二）手术前 6 小时

可吃稀饭、馒头等淀粉类固体或饮用牛奶，为患者手术补充能量。

（三）手术前 2 小时

可饮用不超过 200ml 的含糖的清亮液体（不含茶、咖啡及含酒精的饮料），如白开水、可乐、糖开水、不含渣的果汁及碳水化合物营养制剂等，增加患者舒适度，减少术前口渴、饥饿、烦躁、低血糖等不良反应。

（四）手术后返回病房

麻醉清醒后即可咀嚼口香糖，促进胃肠功能恢复；若口渴可饮用温水 50 ~ 100ml。

（五）返回病房 2 小时

若饮水无恶心、呕吐、呛咳，可以适量进食稀饭、面条、蒸蛋等流质、半流质易消化饮食，然后逐渐过渡为正常饮食。

五、手术后需要吃大鱼大肉吗？

手术后饮食同手术前常规饮食，尽量吃清淡、易消化、富含高蛋白的饮食，避免辛辣、刺激饮食，以免对胃肠道消化功能产生影响。

六、手术后需要注意什么？

（一）体位

卧位时不需要戴颈托，保持头、颈、肩在一条直线上，翻身时须由 3 人协助翻身。

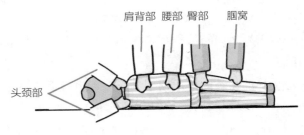

肩背部　腰部　臀部　腘窝

头颈部

（二）坐位

需要戴好颈托后再坐起。

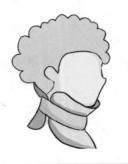

（三）其他

叩背排痰，保持呼吸道通畅，病情稳定后尽早下床活动。

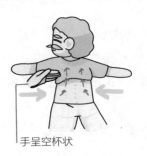

手呈空杯状

七、住院期间需要吃哪些特殊的药？需要注意什么？

（一）镇痛药物

洛索洛芬钠片、塞来昔布胶囊、氨酚羟考酮片或洛芬待因片等。

（二）促进神经功能恢复的药物

维生素 B_{12}、胞磷胆碱钠片等。

（三）其他药物

1. 有基础疾病的患者需用药控制血压、血糖。

2. 内置物手术常规术中预防性使用抗生素。

3. 为避免干扰凝血机制，手术前 5 ~ 7 日停止服用阿司匹林、利血平、吲达帕胺等药物。

> **特别注意** 使用任何药物出现不良反应时，应及时告知医护人员。

八、手术后怎么处理手术部位皮肤和伤口？

1. 出院当日更换敷料。

2. 保持颈部敷料干燥。

3. 手术中使用不可吸收缝线的患者，手术后 2 周前往门诊由医生查看伤口愈合情况后拆线。

4. 手术中使用可吸收缝线的患者，手术后无需拆线。

5. 手术后 7 ~ 10 日若伤口无红肿、渗出即可沐浴。

> **特别注意** 观察伤口是否出现红肿、渗出液增多等情况，如有需要及时与医护人员联系。

九、手术后会出现什么情况？怎么处理？

（一）脑脊液漏

伤口敷料渗出清亮液体，出现不自主的吞咽动作。遇到这种情况及时告知医护人员予以处理，防止发生感染。

（二）硬膜外血肿

颈部伤口、软组织肿胀，四肢麻木无力加重，应告知医生及时处理。

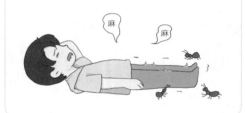

（三）肺部感染

咳嗽、咳痰、胸痛、呼吸困难、发热等，予以监测体温、吸痰、雾化，遵医嘱按时给药。

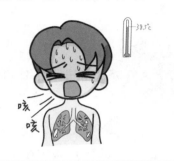

（四）术后疼痛

正确表达疼痛的部位、性质、评分，严密观察患者意识、生命体征变化，合理使用镇痛药物，及时复查头颅 CT。

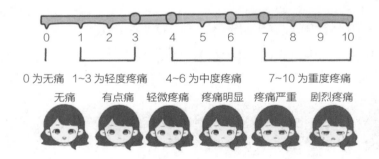

为了提高术后的舒适度，医生还会准备了一个"小盒子"——镇痛泵。它可以匀速给药缓解疼痛，遇到疼痛加剧时，可自行给药一次。

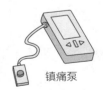

镇痛泵

十、医生反复强调颈托佩戴很重要，具体该怎么戴？

（一）卧位佩戴

　　先佩戴颈托后片，再佩戴颈托前片。颈托后片的上缘应靠近枕骨，下缘应靠近双肩，颈托前片的上凹槽应托住下颌，然后贴两侧魔术贴，将颈托前后片结合紧密。最后检查颈托松紧度，能放进一指为宜。

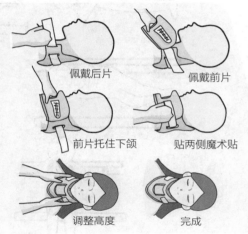

佩戴后片　　　　佩戴前片

前片托住下颌　　　贴两侧魔术贴

调整高度　　　　完成

（二）坐位佩戴

　　一手将颈托的后片置于枕颈部中央位置，另一手妥善放置好前片位置，固定住下颌，贴两侧魔术贴，然后调整至适合高度，使得颈托前后片紧密贴合。

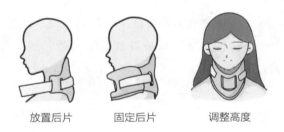

放置后片　　　　固定后片　　　　调整高度

十一、戴好颈托以后，该怎么下床？

　　首先卧位佩戴好颈托，然后双手护颈，侧卧，一手肘支撑，另一手掌辅助，下腿，最后坐起，注意坐起后，需在床旁静坐 15 分钟，无头晕、心慌、出汗等不适后，再下床活动。

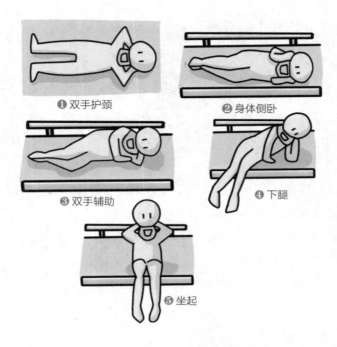

❶ 双手护颈　　❷ 身体侧卧　　❸ 双手辅助　　❹ 下腿　　❺ 坐起

十二、该怎么清洗、维护颈托？有什么注意事项吗？

颈托使用软刷蘸温水或冷水加普通洗洁精进行清洗，用毛巾吸干多余水分，平铺于阴凉处晾干。不可使用吹风机或在烈日下暴晒，或用具有强腐蚀性的清洁剂进行清洁，以免变形。

第四节　出院篇

一、要达到什么标准才可以出院？

如果没有特殊情况，一般手术后 3 ~ 5 日可以出院。

二、出院流程是什么？

1. 患者一旦符合出院标准，医生会提前通知患者做好准备。

2. 医生开具出院证，护士办理完成后会送至患者床旁，交代出院后相关注意事项。

3. 前往医院财务处结账、报销后，收拾好物品即可离开。

三、出院后康复期需要注意哪些？

（一）避免扭头	（二）避免风寒、潮湿	（三）适度体育运动和功能锻炼
睡觉时保持头、颈、肩在一条线上，卧位时不需要佩戴颈托。	夏季注意避免空调直吹颈部，出汗后不可吹凉风和用冷水冲洗。	出院后继续进行颈部功能锻炼，体力恢复后逐渐进行慢跑、游泳、球类等体育运动。
	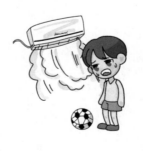	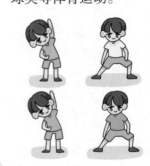

四、什么时候需要回医院复查?

手术后 3 个月复查 MRI,并在门诊随访。

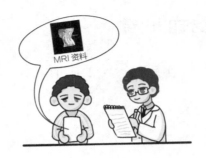

（李莉　刘闻捷　陈茂君　郑琪翔）

参考
文献

［1］乌拉别克·毛力提，艾克拜尔·亚里坤. 小脑扁桃体下疝畸形的临床
诊断及治疗［J］. 中国实用神经疾病杂志，2016，9（19）：14-15.

［2］王曦竹. 小脑扁桃体下疝畸形的围手术期护理［J］. 蚌埠医学院学报，
2015，40（9）：1299-1301.

［3］高国芹. 微创手术治疗小脑扁桃体下疝致脊髓空洞症的护理［J］. 中
华现代护理杂志，2014，20（5）：570-571.

［4］肖粉玲. 小脑扁桃体下疝畸形36例临床分析［J］. 齐鲁护理杂志，
2012，18（10）：3.

第十四章 漫话脊髓肿瘤

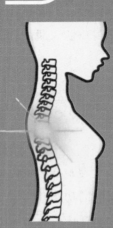

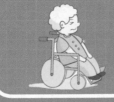

第一节 就诊篇

一、脊髓在哪里？

脊髓是人和脊椎动物中枢神经系统的一部分，位于椎管内，上端连接延髓，下端变细呈圆锥形。成人脊髓全长42～45cm，两旁发出31对脊神经分布到全身皮肤、肌肉和内脏器官。

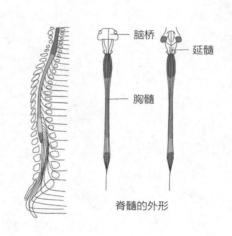

脊髓的外形

二、脊髓有什么功能？

脊髓是神经系统的重要组成部分，其活动受脑的控制，具有传递信息和神经反射的功能。

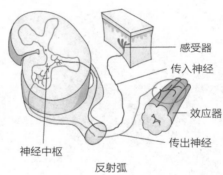

反射弧

三、什么是脊髓肿瘤？

脊髓肿瘤亦称椎管内肿瘤，是指生长于脊髓及与脊髓相近的组织，包括神经根、硬脊膜、血管、脊髓及脂肪组织等的原发或继发肿瘤。根据发生部位，脊髓肿瘤可分为髓内肿瘤、髓外硬膜内肿瘤、髓外硬膜外肿瘤。

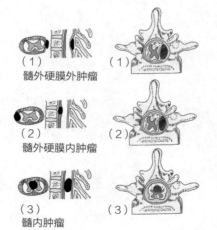

（1）髓外硬膜外肿瘤

（2）髓外硬膜内肿瘤

（3）髓内肿瘤

四、脊髓肿瘤有哪些临床表现？

脊髓肿瘤的临床表现以局部疼痛多见，随着病程进展，逐渐出现运动、感觉障碍以及括约肌功能紊乱。脊髓肿瘤可生长在脊髓各节段，临床表现各有不同。

（一）上颈髓肿瘤（颈1～颈4）

枕颈区放射性痛，颈项强直，活动受限，四肢痉挛性瘫痪，躯干、四肢感觉障碍。膈神经受损者可有呼吸困难。

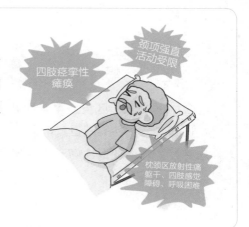

（二）颈膨大肿瘤（颈5～胸1）

肩部和上肢放射性痛或麻木，上肢迟缓性瘫痪，下肢痉挛性瘫痪，病灶以下感觉障碍及自主神经功能障碍。

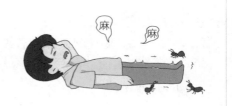

（三）胸段肿瘤（胸2～胸12）

胸背痛最为常见，表现为肋间神经痛和腹背部疼痛，有的患者出现束带样感觉。下肢痉挛性瘫痪，病变平面以下伴感觉障碍、自主神经功能紊乱。

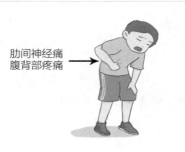

肋间神经痛
腹背部疼痛

（四）腰骶段肿瘤（腰1～骶2）

腰上段肿瘤疼痛分布于腹股沟、臀外部、会阴或大腿内侧，表现为髋关节屈曲，膝、踝、足趾痉挛性瘫痪。腰下段疼痛分布于大腿前外侧或小腿外侧，表现为下肢感觉障碍，膝、踝关节运动障碍及大小便失禁或潴留。

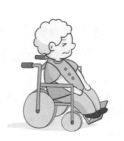

（五）圆锥部肿瘤

会阴部及肛门区皮肤呈马鞍状感觉减退或消失，大小便失禁，性功能减退或消失。若肿瘤压迫邻近的马尾神经，可出现根性疼痛和下肢某部位瘫痪及感觉障碍。

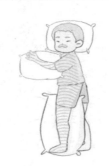

（六）马尾部肿瘤（圆锥以下）

早期出现顽固性腰骶部疼痛或下肢疼痛，排尿不畅，逐渐进展为尿潴留，肛门松弛及肛门反射消失，晚期出现下肢感觉及运动障碍。先天性马尾部肿瘤常出现足部畸形如弓形足等。

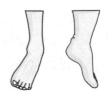

（七）骶管部肿瘤

主要表现为会阴部和骶尾部疼痛，逐渐加重，感觉障碍往往局限于一侧。排便障碍多不明显，双下肢无运动和感觉障碍。

五、为什么会得脊髓肿瘤？

脊髓肿瘤尚无清楚病因，推测并非单一病因所致，可能与遗传因素、外伤及环境因素关系密切。

六、到门诊看病时，需要配合医生做什么？

（一）了解病史

有时，病史对于脊髓肿瘤的诊断有定位和定性的价值。就诊时，需准确告知医生，出现症状的时间、部位及程度等。

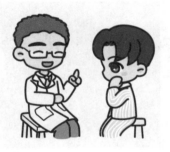

（二）体格检查

感觉及运动障碍的部位、程度对医生判断脊髓肿瘤的病变部位及程度有着至关重要的作用。就诊时，需配合医生查体并准确描述疼痛及感觉的程度等。

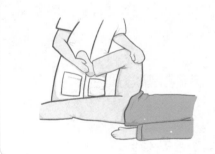

七、为了进一步明确是否患有脊髓肿瘤，还需要做哪些检查？

（一）CT检查

CT平扫价值不大，CT扫描图像不甚清晰，而且不能从矢状位、冠状位观察病变，但静脉注射增强对比剂可显示某些肿瘤影像。

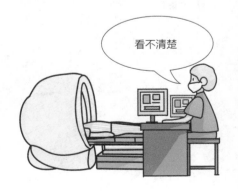

注意
事项

> 普通 CT 检查时，需去除检查部位的厚衣服以及金属饰物，以免遮盖病变部位。

（二）MRI 检查

目前诊断脊髓肿瘤最好的手段之一，清晰可见不同轴位的断层图像及解剖结构，可为脊髓病变的定位、病变形态和性质提供最有价值的诊断信息。

注意
事项

> MRI 检查时，勿佩戴金属物品及磁性物件（如钥匙、手机、助听器、项链、耳环、硬币等）。凡安有心脏起搏器、动脉瘤术后体内有金属夹的患者，妊娠患者及体内有其他金属植入物、异物或避孕环的患者，请于检查前告知检查室医务人员。

八、脊髓肿瘤怎么治疗呢?

（一）手术治疗

脊髓肿瘤尤其是髓外硬膜内肿瘤多属良性，一旦定位诊断明确，应尽早手术切除，多能恢复健康。

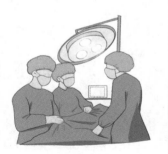

（二）放射治疗

脊髓恶性肿瘤术后可行放射治疗，多能提高治疗效果。

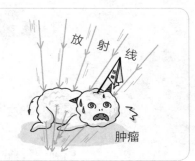

（三）化学治疗

化学药物治疗（简称化疗）可以进一步杀灭实体肿瘤的残留细胞，有助于提高患者的生存时间。

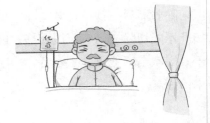

203

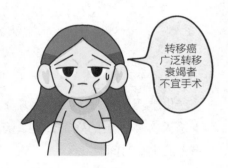

第二节 入院篇

一、什么情况下需要入院手术？

手术切除是脊髓肿瘤目前唯一有效的治疗手段。约 3/4 的脊髓肿瘤为良性，一般全部切除肿瘤后，预后良好。除转移癌、原发病灶不能切除或已有广泛转移，以及患者处于衰竭状态不能承受手术者，均应尽早行手术治疗。

转移癌
广泛转移
衰竭者
不宜手术

二、入院前该准备什么？

（一）停药准备

如果有口服阿司匹林等抗凝药物，应在相关科室的医生指导下暂停口服抗凝药物。

（二）物品准备

1. 入院证、身份证、医保卡等。

2. 院前的 CT、MRI 等影像学资料。

3. 换洗衣物、洗漱用品等。

（三）调整生活方式

1. 手术前 2 周须戒烟、戒酒。

2. 女性患者手术避开月经期。

3. 适当休息，保证充足的睡眠，同时避免过度劳累。

第三节　住院篇

一、手术前如何进行大小便训练?

（一）小便管理

手术前 2 日开始练习床上解小便，接入手术室之前在病房解尽小便。

（二）大便管理

使用坐式马桶或坐便器，避免用力解大便，必要时可使用润肠通便的药物帮助排便，如麻仁丸、番泻叶、开塞露等。

二、怎么缓解手术前内心的紧张情绪?

（一）心理准备

1. 了解脊髓肿瘤的疾病基础知识，树立治疗信心。

2. 主动与家属交流沟通，避免过度担心及焦虑。

3. 保持平和的心态，入院后积极配合医生、护士。

（二）社会支持

1. 主动向家属寻求帮助，积极沟通，取得家属的支持和鼓励。

2. 已经发生眩晕、跌倒的患者须有一名家属陪同入院。

三、疼痛可不可以吃止痛药呢?

可以。入院后护士会对患者的疼痛程度进行评估。患者需如实告诉医护人员疼痛的程度，医生会根据实际情况使用止痛药。

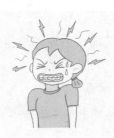

四、手术前手术部位需要做什么准备?

手术前 2 日用洗必泰(氯己定溶液)清洁皮肤。高位颈髓的患者手术前 2 日每日用洗必泰(氯己定溶液)清洁头发一次,不需要剃光头。

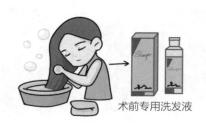

术前专用洗发液

五、手术前要注重营养,那是什么都可以吃吗?

(一)普通患者

进食普通饮食,与健康成人的饮食类型相同,无特殊饮食禁忌,主要注意饮食均衡和多样化。

(二)糖尿病患者

采用糖尿病饮食,控制总热量的摄入,少食多餐,多食用粗粮及含膳食纤维成分较多的碳水化合物,如麦片、玉米面、绿色蔬菜等,从而减少餐后血糖的波动。每日还要补充适当的蛋白质,并且严格控制脂肪的摄入。

(三)高血压患者

采用低盐饮食,即每日可用食盐不超过 2g 或酱油不超过 10ml。禁止食用腌制食品,如咸菜、香肠、腊肉、火腿等。

(四)高脂血症患者

采用低脂饮食,饮食应清淡、少油,禁止食用肥肉、蛋黄、动物脑等脂肪含量较高的食物。

六、手术当天可以吃饭吗? 具体可以吃些什么?

(一)手术前一晚

在正常饮食后加餐高蛋白营养制剂,如蛋白粉、牛奶等,为患者补充能量以降低术中应激反应。

(二)手术前 6 小时

可以吃稀饭、馒头等淀粉类固体或饮用牛奶,为患者手术补充能量。

(三)手术前 2 小时

可饮用不超过 200ml 的碳水化合物(不包括茶、咖啡及含酒精的饮料),如白开水、可乐、糖开水、不含渣的果汁等，增加患者舒适度，减少术前口渴、饥饿、烦躁、低血糖等不良反应。

（四）手术后返回病房

麻醉清醒后即可咀嚼口香糖，促进胃肠功能恢复；若口渴可饮用温水50 ~ 100ml。

（五）返回病房 2 小时

若饮水无恶心、呕吐、呛咳，可以适量进食稀饭、面条、蒸蛋等流质、半流质易消化饮食，然后逐渐过渡为正常饮食。

七、手术后需要吃大鱼大肉吗？

手术后饮食同手术前常规饮食，尽量吃清淡、易消化、富含高蛋白的饮食，避免辛辣、刺激性饮食，以免对胃肠道消化功能产生影响。

八、手术后躺在病床上可以翻身吗？

可以翻身。为了避免发生椎体脱位，翻身时采用轴线翻身，即头、颈、躯干及下肢应保持在同一轴线位，不可强拖硬拉。

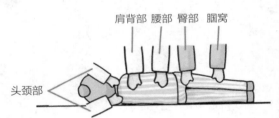

九、手术后怎么处理手术部位皮肤、伤口和引流管？

1. 保持伤口敷料清洁干燥。

2. 观察伤口是否出现红肿、有渗出液等情况。

3. 手术后伤口如留置有引流管，翻身时应避免牵拉。

4. 保持伤口敷料固定，勿自行为伤口涂药。

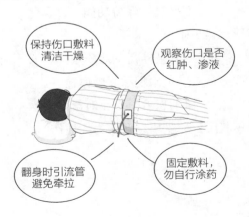

207

十、手术后可能会出现什么情况？

（一）腹胀

腹胀是胸腰段脊髓肿瘤手术后常见的并发症，应多进食富含蛋白质和维生素的食物，少进或不进甜食。如果是便秘引起的腹胀，可按摩腹部，必要时用缓泻剂及粪便软化剂；如果是胀气可给予小茴香热敷。

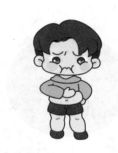

（二）疼痛

手术后出现伤口疼痛及手术部位疼痛，应及时告诉医护人员疼痛的程度，遵医嘱使用止痛药，必要时使用镇痛泵。

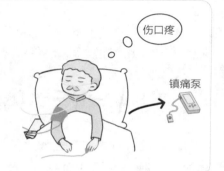

（三）肢体感觉、运动障碍

1. 感觉迟钝或障碍应避免热敷，防止烫伤。

2. 瘫痪肢体保持功能位，预防关节畸形、足下垂。

3. 尽早被动活动瘫痪肢体，必要时穿弹力袜，避免出现深静脉血栓。

4. 协助患者每 2 小时翻身一次，避免皮肤因长期受压导致压力性损伤。

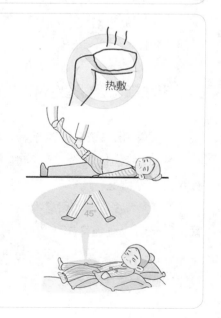

十一、医生反复强调佩戴支具很重要，具体该怎么戴？

（一）佩戴颈托

1. **卧位佩戴**　先佩戴颈托后片，再佩戴颈托前片。颈托后片的上缘应靠近枕骨，下缘应靠近双肩，颈托前片的上凹槽应托住下颌，然后贴两侧魔术贴，将颈托前后片结合紧密。最后检查颈托松紧度，能放进一指为宜。

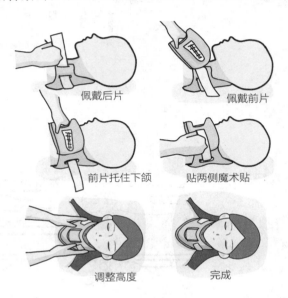

佩戴后片　　　　佩戴前片

前片托住下颌　　贴两侧魔术贴

调整高度　　　　完成

2. **坐位佩戴**　一手将颈托的后片置于枕颈部中央位置，另一手妥善放置好前片位置，固定住下颌，贴两侧魔术贴，然后调整至适合高度，使得颈托前后片紧密贴合。

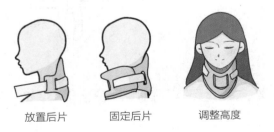

放置后片　　　固定后片　　　调整高度

（二）佩戴胸、腰部支具

患者向右侧轴线翻身，将支具后片放入患者身下，使支具正中线的位置正对患者脊柱，为患者佩戴支具后片；协助患者轴线翻身至平卧位并为患者佩戴支具前片，支具前片边缘压住后片；系好扣子并检查松紧度，以伸入一指为宜。

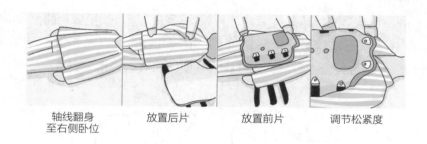

| 轴线翻身 至右侧卧位 | 放置后片 | 放置前片 | 调节松紧度 |

十二、戴好颈托以后，该怎么下床？

首先卧位佩戴好颈托，然后双手护颈，侧卧，一手肘支撑，另一手掌辅助，下腿，最后坐起，注意坐起后，需在床旁静坐 15 分钟，无头晕、心慌、出汗等不适后，再下床活动。

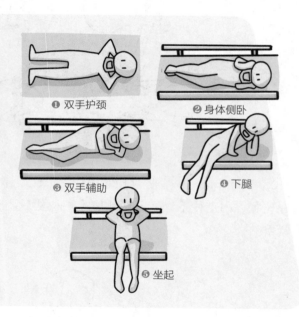

❶ 双手护颈
❷ 身体侧卧
❸ 双手辅助
❹ 下腿
❺ 坐起

十三、该怎么清洗、维护支具？有什么注意事项吗？

支具使用软刷蘸温水或冷水加普通洗洁精进行清洗，用毛巾吸干多余水分，平铺于阴凉处晾干。不可使用吹风机或在烈日下暴晒，或用具有强腐蚀性的清洁剂进行清洁，以免变形。

第四节　出院篇

一、我已经住院一周了，可以出院了吗？

如果没有特殊情况，一般手术后 3 ~ 5 日可以出院。手术后约 2 周取病理检查结果。根据病理检查结果，决定是否需要进一步行放射及化学药物治疗。

二、出院流程是什么？

1. 患者一旦符合出院标准，医生会提前通知患者做好准备。

2. 医生开具出院证，护士办理完成后会送至患者床旁，交代出院后相关注意事项。

3. 患者前往医院财务处结账、报销后，收拾好物品即可离开。

三、出院后康复期需要注意哪些？

1. 出院后不宜睡过软的床，注意轴线翻身，保持头、颈、躯干在同一直线上，防止脊柱扭曲，造成脊髓再损伤。

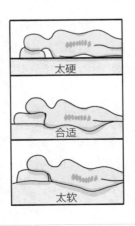

太硬

合适

太软

2. 保持背部伤口的清洁、干燥。

3. 出院后短时间内脊柱不能大幅度旋转弯腰。

211

4. 出院后应避免重体力劳动，避免长时间的站立。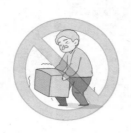

5. 注意营养均衡，多吃蔬菜、水果等粗纤维食物及易消化的食物，多饮水，保持大便的通畅。

6. 出院后遵医嘱定期复查。

四、伤口什么时候拆线？

手术后 2 周，由康复病区或当地医院门诊医生查看伤口的愈合情况后拆线。拆线后 1～2 日，若伤口无红肿、渗出等情况，即可沾水。

（崔文耀　刘闻捷　陈茂君　郑琪翔）

参考文献

［1］郭玉莲，程莲，刘娜. 加速康复外科理念在椎管内肿瘤患者围术期护理中的应用［J］. 齐鲁护理杂志，2019，25（16）：17-20.

［2］陈茂君，蒋艳，游潮. 神经外科护理手册［M］. 北京：科学出版社，2015.

［3］典慧娟，范艳竹，姚菲，等. 咀嚼口香糖对椎管内肿瘤患者术后胃肠功能的影响［J］. 中华现代护理杂志，2019，25（30）：3866-3869.

［4］王芳. 脊髓肿瘤患者围手术期的护理［J］. 护理实践与研究，2018，15（19）：69-71.

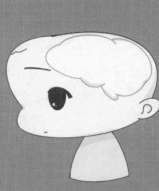

第十五章

漫话先天性脑积水

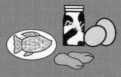
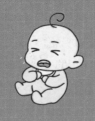

第一节 就诊篇

一、脑脊液是怎么产生和循环的?

（一）脑脊液的产生

脑脊液由脑室内脉络丛分泌，无色透明，充满于脑室和蛛网膜下隙，每日分泌量为 400 ~ 500ml，处于不断产生、循环和回流的平衡状态。脑脊液对脑和脊髓具有营养、缓冲震动、调节颅内压和保护的作用。

（二）脑脊液的循环途径

脑脊液由侧脑室、第三脑室及第四脑室的脉络丛产生，从侧脑室经室间孔流至第三脑室，经中脑水管流入第四脑室，再从第四脑室正中孔和两个外侧孔流入蛛网膜下隙，经蛛网膜粒渗透到硬脑膜窦内，最后回流入血液中。

脑脊液循环示意图

左、右侧脑室
↓ 室间孔
第三脑室
↓ 中脑水管
第四脑室
↓ 左、右外侧孔，正中孔
蛛网膜下隙
↓ 蛛网膜粒
上矢状窦
↓
颈内静脉

二、什么是先天性脑积水?

先天性脑积水又称为婴幼儿脑积水，由于颅内脑脊液产生过多和/或吸收回流障碍，导致脑室系统和/或蛛网膜下腔积聚大量脑脊液而扩大，从而形成脑积水。

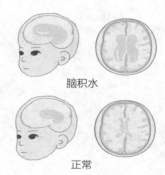

脑积水

正常

三、为什么会得先天性脑积水？

先天性脑积水的形成受多种因素影响，可能的发病原因有先天性发育异常和非发育性异常。

（一）先天性发育异常

如中脑导水管狭窄或闭塞、室间孔闭锁、第四脑室正中孔和侧孔闭塞、小脑扁桃体下疝畸形等。

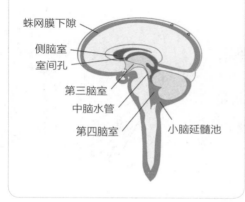

蛛网膜下隙
侧脑室
室间孔
第三脑室
中脑水管
第四脑室
小脑延髓池

（二）非发育性异常

出血后或炎症后中脑导水管或蛛网膜下腔粘连；肿瘤压迫导致脑脊液循环障碍而产生脑积水。

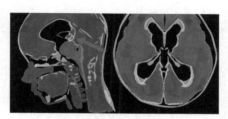

松果体区肿瘤合并脑积水

四、先天性脑积水有哪些临床表现？

先天性脑积水多在出生数周后发现头围进行性增大，囟门扩大，面部相对较小，眶顶受压向下，双眼球向下视，眼球向下转，巩膜上部漏白，呈"落日征"，颅骨骨缝分离，头颅叩诊呈"破壶音"。

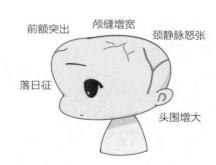

前额突出　颅缝增宽　颈静脉怒张
落日征
头围增大

（一）早期表现

早期婴幼儿骨缝未闭，颅内压增高时，头颅代偿性扩大，故颅内压增高症状不明显，对智力没有影响。

（二）晚期表现

脑积水严重者可有呕吐、烦躁不安和进食不佳等症状，晚期可出现表情呆滞、智力迟钝、视力减退或失明、肢体瘫痪等症状，肢体瘫痪尤以下肢为重。

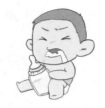

五、先天性脑积水预后如何？

先天性脑积水多以交通性为主，预后较好，经过治疗，例如分流手术或造瘘手术，可以正常地生活和工作，可长期生存。但分流手术后，需定期复查 CT，观察脑积水变化。

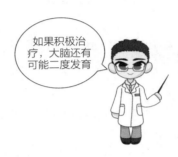

如果积极治疗，大脑还有可能二度发育

六、先天性脑积水可以使用药物治疗吗？

对于早期或病情较轻，发展缓慢的轻度脑积水患者应用利尿剂或脱水剂，如甘露醇、呋塞米（速尿）、白蛋白等，以脱水疗法和全身支持疗法为主。

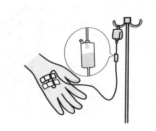

七、先天性脑积水手术治疗的方式有哪些？

手术治疗适用于脑室内压力超过 250mmHg 或非手术治疗失败的患者，常用的手术方式如下：

（一）分流术

1. 脑室钻孔引流术　在颅骨钻一个孔，将一个引流管放置到脑室，让脑室内的脑脊液以及一些血液等成分引流到外界。主要用于梗阻性脑积水，可作为紧急减压措施，为下一步治疗创造条件。

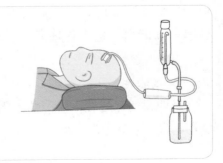

2. 脑室－腹腔分流术　将可调控的分流管置入脑室内和腹腔内，将脑室内的脑脊液引流到腹腔，并根据颅内压力的变化，调控分流管的引流量。适用于治疗各种类型及原因的脑积水，是一种适用性广、创伤小、操作简单及安全可靠的手术方式。

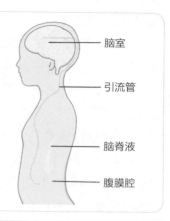

脑室

引流管

脑脊液

腹膜腔

3. 腰池－腹腔分流术　在腰大池放置一个分流管，分流管经过腰部皮下隧道到达腹部，将腰大池的脑脊液引流到腹部。适合于交通性脑积水和正压性脑积水，但小脑扁桃体下疝畸形为禁忌证。

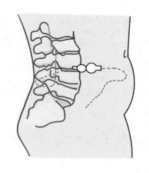

4. 脑室－心房分流术　常用于不适合做脑室－腹腔分流者，如腹腔内感染。有严重呼吸、循环系统疾病为禁忌证。

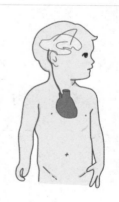

（二）脑室底造瘘术

脑室底造瘘术主要适用于梗阻性脑积水，梗阻部位在第三脑室、中央导水管者适用。在脑室底造瘘，可重建脑脊液循环通路。

（三）脉络丛灼烧术

脑脊液由脉络丛产生，通过脉络丛部分切除术减少脑脊液生成，适用于脑脊液产生过多的患者。该术式现在已少用。

（四）解除梗阻

对梗阻性脑积水，解除梗阻病因是最理想的方法，包括中脑水管成形术或扩张术、

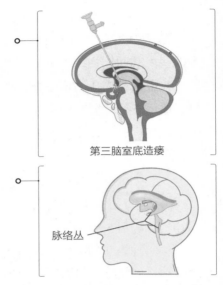

第三脑室底造瘘

脉络丛

第四脑室正中孔切开或成形术，枕大孔先天畸形者做后颅窝及上颈椎椎板减压术，切除引起脑脊液循环通路受阻的肿瘤、囊肿等。

八、为了进一步明确先天性脑积水的原因，还需要做哪些检查？

（一）头颅 X 线检查

检查示颅腔增大，颅骨变薄，颅缝增宽，囟门扩大。

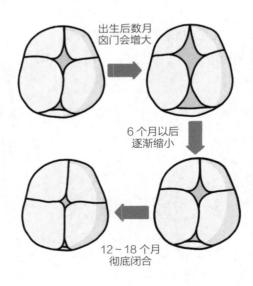

出生后数月
囟门会增大

6 个月以后
逐渐缩小

12～18 个月
彻底闭合

（二）头部 CT 检查

可判断脑积水的程度，推测阻塞部位、病因、是否合并畸形，对治疗有极大的指导意义。

（三）头部 MRI 检查

可以清晰地显示颅内结构，特别是颅底部位的结构，有助于判断阻塞部位及脑积水的病因。

九、患者不配合 CT、MRI 检查怎么办？

患者在检查舱的陌生环境下，难免会哭闹、反抗，为了避免反复检查，可按照以下方法操作：

1. 能沟通的患者，给予鼓励安慰，帮助克服恐惧，建立安全感。
2. 确保检查室环境安静。
3. 患者夜间或午间熟睡时。
4. 必要时使用镇静剂如 10% 水合氯醛。
5. 推注造影剂时缓慢推注药物，避免引起疼痛。

十、先天性脑积水不治疗会有哪些影响？

1. 脑退行性变，脑发育障碍，四肢中枢性瘫痪。
2. 视神经受压萎缩，可致失明。
3. 并发身体其他部位畸形。

十一、先天性脑积水孕检能排查吗？

明显的脑积水患者在孕 12 ～ 18 周可通过 B 超查出。一旦查出，应及早终止妊娠，预防脑积水患者出生，降低先天性脑积水的发生率。

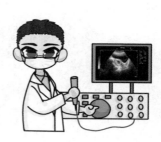

十二、孕期、围生期先天性脑积水的预防工作怎么做？

1. 杜绝近亲结婚，孕前遗传咨询。

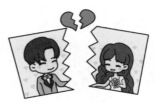

禁止近亲结婚

2. 备孕期远离辐射、戒烟戒酒。孕前检查，有病毒和弓形体原虫的感染者孕前预防性治疗后再怀孕。

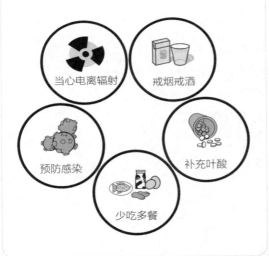

当心电离辐射　戒烟戒酒

预防感染

少吃多餐

补充叶酸

3. 按时产检，产前早期诊断，及早终止妊娠。

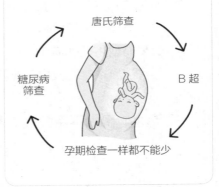

唐氏筛查

糖尿病筛查　　　B超

孕期检查一样都不能少

4. 安全分娩，避免感染。

第二节　入院篇

一、什么情况下需要入院手术治疗？

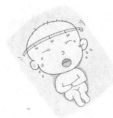

药物治疗无效，患者反复呕吐、哭闹，下肢活动乏力，视力进行性下降。

二、入院前该准备什么？

（一）物品准备

1. 入院证、户口簿、医保卡。
2. 院前的检验报告、影像学资料等。
3. 换洗衣物、洗漱用品、尿不湿等患者日常用品。

（二）调整生活方式

悉心照顾、合理喂养、避免感冒。

第三节 · 住院篇

一、手术前皮肤怎么准备？

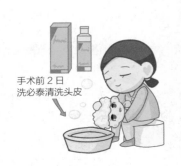

手术前 2 日，每日用洗必泰（氯己定溶液）清洁头部皮肤一次，手术前不需要剃头发。若是脑室－腹腔分流术还应做好颈部、胸、腹部皮肤清洁与消毒。

手术前 2 日
洗必泰清洗头皮

二、手术前要注重营养，那是什么都可以吃吗？

根据患者的年龄，按照辅食的添加顺序进行补充营养。

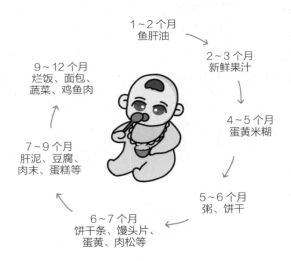

1~2 个月
鱼肝油

2~3 个月
新鲜果汁

4~5 个月
蛋黄米糊

5~6 个月
粥、饼干

6~7 个月
饼干条、馒头片、
蛋黄、肉松等

7~9 个月
肝泥、豆腐、
肉末、蛋糕等

9~12 个月
烂饭、面包、
蔬菜、鸡鱼肉

三、手术当天可以吃饭吗？具体可以吃些什么？

（一）手术前一晚

在正常饮食后加餐高蛋白营养制剂，6 个月以下以母乳和奶粉为主，为患者补充能量以降低术中应激反应。

（二）手术前 6 小时

可吃稀饭、馒头等淀粉类固体或饮用牛奶，6 个月以下可进食母乳或奶粉，为患者手术补充能量。

（三）手术前 2 小时

可饮用不超过 100ml 的含糖的清凉液体（不含茶、咖啡及含酒精的饮料），如白开水、糖开水、不含渣的果汁及碳水化合物营养制剂等，患者饥饿、哭闹时可给予棒棒糖含化缓解不适，增加患者舒适度，减少术前口渴、饥饿、烦躁、低血糖等不良反应。

（四）手术后返回病房

麻醉清醒后若口渴可饮用少量温水，对于婴幼儿要观察其吮吸能力，可使用滴管防止呛咳与窒息。

（五）返回病房 2 小时

若饮水无恶心、呕吐、呛咳，可以适量进食母乳、配方奶、术后营养制剂、稀饭、蒸蛋等流质、半流质易消化饮食，然后逐渐过渡为正常饮食。

四、如何识别患者伤口疼痛或头痛？怎么处理？

婴幼儿由于缺乏必要的认知能力和表达能力，小儿的行为、生理参数、体格检查、父母的陈述是评估患者疼痛的主要依据。评估时，可采用 FLACC 量表。该量表是 2 个月到 7 岁小儿手术后疼痛评估的有效方法，共 5 项内容，每项内容按 0 ~ 2 分评分，总评最低分数为 0 分，最高为 10 分，分数越高，疼痛越明显。

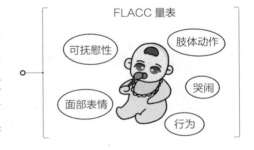

患者出现扭曲的面部表情、踢腿、哭闹不止，可以结合有无呕吐、生命体征、意识、囟门张力，判断有无颅内压增高或颅内压降低引起的头痛，必要时复查头部 CT。颅内压增高可依照降低颅内压的方法处理；颅内压降低可以控制

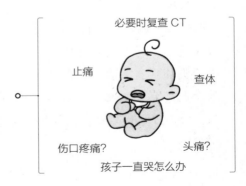

引流的速度，多饮水，静脉补液，保持头低足高位以缓解头痛。伤口疼痛者，可给予布洛芬口服混悬液药止痛。

五、住院期间需要吃哪些特殊的药？需要注意什么？

1. 预防癫痫　左乙拉西坦口服溶液（开浦兰）、丙戊酸钠缓释片（德巴金）。
2. 治疗尿崩　弥凝片（醋酸去氨加压素片）。

特别注意　遵医嘱按时、按剂量服药，使用任何药物出现不良反应时，应及时告知医护人员。

六、手术后手术部位皮肤和伤口需要注意什么？

1. 保持伤口敷料清洁干燥。
2. 观察伤口是否出现红肿、渗出液增多等情况。
3. 保持伤口敷料固定，勿自行为伤口涂药。

七、手术后会出现什么情况？

（一）分流装置阻塞

　　表现为颅内压增高。手术后早期应及时按压分流泵储液囊，促进脑脊液引流通畅，了解分流装置功能是否完好。避免头部剧烈活动，防止分流管断裂。手术后经常更换体位，防止分流管扭曲、打折。同时，密切观察皮下隧道有无积液。

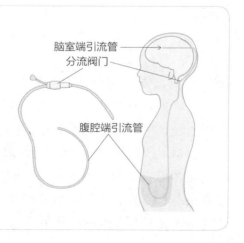

脑室端引流管
分流阀门
腹腔端引流管

（二）颅内感染

密切观察患者有无头痛、发热，血常规有无白细胞计数增高等。保持伤口敷料清洁干燥，严密监测体温。体温高于 37.5℃时采用物理降温；体温高于 38.5℃时，给予药物降温，遵医嘱合理使用抗生素。

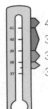

41℃以上：超高热
39.1~41℃：高热
38.1~39℃：中度发热
37.4~38℃：低热

（三）脑脊液过度引流

表现为颅内压降低。颅内压太低可导致裂隙脑室综合征、硬脑膜下积液或硬脑膜下血肿。密切观察患者的意识、瞳孔、生命体征、神经系统体征，出现病情变化时，及时复查 CT，排除硬脑膜下积液或硬脑膜下血肿。

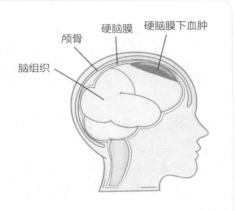

硬脑膜下血肿
硬脑膜
颅骨
脑组织

（四）引流不足

表现为脑积水无明显改变，脑室无缩小。应检查分流管的通畅性。

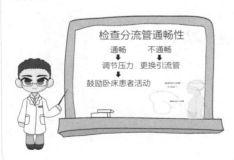

检查分流管通畅性
通畅　　不通畅
↓　　　↓
调节压力　更换引流管
鼓励卧床患者活动

（五）腹部并发症

密切观察患者的腹部情况，患者早期会出现腹胀、腹痛、恶心、呕吐或食欲下降等症状，一般一周左右消失。如果有腹膜刺激征（压痛、反跳痛、腹肌紧张）等应立即报告医生。

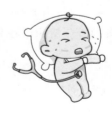

第四节 出院篇

一、要达到什么标准才可以出院?

如果没有特殊情况,一般手术后 3 ～ 5 日可以出院。

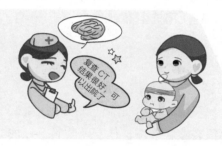

二、出院流程是什么?

1. 患者一旦符合出院标准,医生会提前通知患者家属做好准备。

2. 医生开具出院证,护士办理完成后会送至患者床旁,交代出院后相关注意事项。

3. 前往医院财务处结账、报销后,收拾好物品即可离开。

三、脑室－腹腔分流术后有哪些注意事项?

1. 注意保护伤口及引流管行走区域皮肤,避免感染;身体活动时不可用力过猛,尤其是颈部与肋缘,避免扭曲拉断分流管。

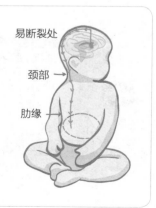

2. 复查磁共振（MRI）时，最好是小于1.5的磁共振，避免分流管压力改变。

远离磁性物体

3. 正常分流管，一般可使用大约10年时间，由于身高增长原因，患者第一根分流管变短以后需更换。

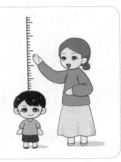

4. 关注胃肠功能。如果经常肠胀气、胃肠蠕动不好、消化不良，不能定时排便，甚至发生阑尾炎、肠梗阻，会导致分流管堵塞和感染。

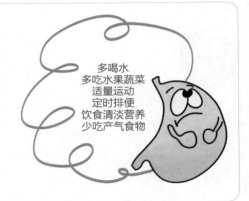

多喝水
多吃水果蔬菜
适量运动
定时排便
饮食清淡营养
少吃产气食物

5. 6个月内不能从事重体力劳动及运动。

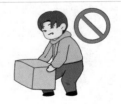

6. 教会家长测量头围，注意患者的精神状态，如有头昏、头痛、恶心、呕吐、嗜睡等不适，及时就诊。

四、伤口什么时候拆线?

手术后 2 周,在康复病区或前往当地医院门诊由医生查看伤口愈合情况后拆线。拆线后 1 ~ 2 日,伤口无红肿、渗液等即可沾水。

五、什么时候复查?

出院 2 周后,病理科打印病理报告,手术后 1 个月、3 个月、6 个月、12 个月复查头颅 CT 或 MRI;携带出院证,手术前、后影像学资料,病理报告至门诊随访;如有不适,及时就诊。

(向翠　刘闻捷　崔文耀　郑琪翔)

[1] 宁宁. 神经外科护理手册 [M]. 2 版. 北京:科学出版社,2015.

[2] 陈妍,李慧娟. 先天性脑积水患者脑室 – 腹腔分流术的围手术期护理分析 [J]. 临床合理用药,2016,9(9):129–130.

[3] 中国医师协会神经分会. 中国脑积水规范化治疗专家共识 [J]. 中华神经外科杂志,2013,29(16):634–637.

[4] 刘莹,刘天婧. 不同年龄段儿童疼痛评估工具的选择 [J]. 中国疼痛医学杂志,2012,18(12):752–754.

第十六章

漫话脊髓栓系综合征

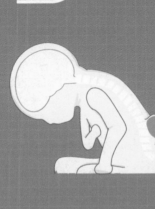

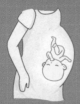

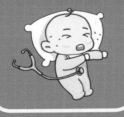

第一节 就诊篇

一、什么是脊髓栓系综合征?

脊髓栓系综合征（tethered cord syndrome，TCS）是由于先天或后天的因素使脊髓受牵拉、圆锥低位，造成脊髓出现缺血、缺氧、神经组织变性等病理改变，临床上出现下肢感觉、运动功能障碍或畸形，大、小便障碍等神经损害症候群。该病多见于新生儿及儿童，成人少见，女性多于男性。

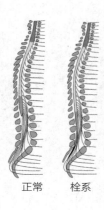

正常　栓系

二、脊髓栓系综合征有哪些类型？

（一）脊髓脊膜膨出

脊髓脊膜膨出主要是腰骶段有 2 个及以上椎板缺损，可伴有脊髓畸形，脊髓和神经根向外膨出，并与周围组织粘连。

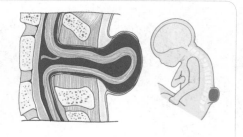

（二）终丝紧张型

终丝紧张型是由于发育不成熟的脊髓末端退行变性，形成终丝的过程发生障碍，使得终丝比正常的终丝粗，而导致脊髓栓系的发生。

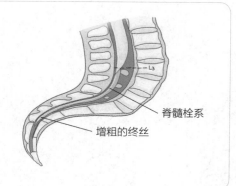

脊髓栓系

增粗的终丝

（三）脂肪瘤型

脂肪瘤型是由于各种原因导致的脊髓内脂肪异常沉积而形成的肿瘤，其压迫骶尾椎管神经而出现一系列症状。

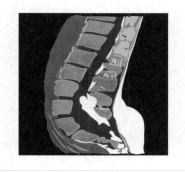

（四）脊髓纵裂畸形型

脊髓纵裂畸形型是因胚胎发育过程中神经管闭合不全所引起的脊髓先天性异常，表现为脊髓或马尾被间隔，纵向裂成为对称或不对称的两半。多见于儿童，成人较为少见。

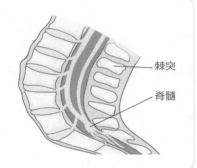

棘突

脊髓

（五）蛛网膜粘连型

主要是脊髓蛛网膜炎症造成的粘连。

三、为什么会发生脊髓栓系综合征？

脊髓栓系综合征的病因主要是环境因素和遗传因素，此外腰骶部脊膜膨出术后粘连亦可致其发生。病理过程：胚胎发育过程的第 9 周，脊柱发育应快于脊髓，使得脊髓节段相对于脊柱上移，如果此发育过程出现异常，则导致脊髓栓系的形成，即脊髓末端受牵拉，阻止脊髓上升使其位置低于正常，使脊髓末端发生血液循环障碍，从而出现一系列功能障碍。

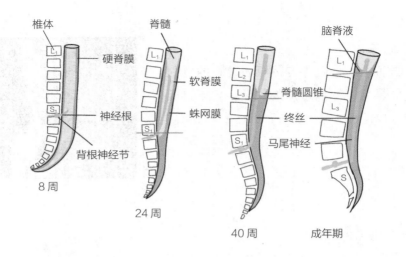

椎体　脊髓　脑脊液
硬脊膜　软脊膜　蛛网膜
神经根　脊髓圆锥　终丝
背根神经节　马尾神经
8周　24周　40周　成年期

四、脊髓栓系综合征的临床表现有哪些？

（一）疼痛

该病常见的症状，表现为难以定位的疼痛，无阶段性分布，疼痛性质多为扩散痛、放射痛、触电痛。

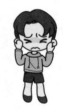

（二）运动障碍

主要为进行性下肢乏力或行走困难，一般为双侧性，也可为单侧性，以后逐步出现肌萎缩、足畸形等。

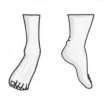

（三）腰骶部感觉障碍

表现为下肢、会阴部和腰背部的感觉异常和疼痛，主要以感觉减退为主。

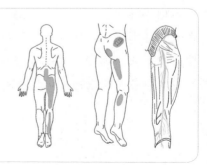

（四）膀胱和直肠功能障碍

小儿主要表现为遗尿、尿失禁；成人表现为尿频、尿急、便秘。

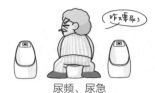

遗尿、尿失禁　　　　尿频、尿急　　　　　　　　便秘

（五）腰骶部皮肤异常

可表现为脊膜膨出、皮肤窦道、多毛、局部血管瘤等。

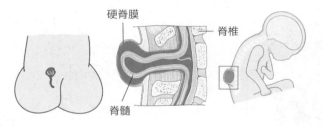

五、为了确诊脊髓栓系综合征，需要做哪些检查?

（一）MRI

MRI 是诊断脊髓栓系综合征最佳和首选的检查手段，不仅能发现低位的脊髓圆锥，而且能明确引起脊髓栓系综合征的病因。

> **注意事项**
>
> MRI 检查时，勿佩戴金属物品及磁性物件（如钥匙、手机、助听器、项链、耳环、硬币等）。凡安有心脏起搏器、动脉瘤术后体内有金属夹的患者，妊娠患者及体内有其他金属植入物、异物或避孕环的患者，请于检查前告知检查室医务人员。

233

（二）CT

CT 能显示骨骼畸形、脊柱裂、椎管内肿瘤等。CT 脊髓造影能显示脂肪瘤、脊髓圆锥、马尾神经和硬脊膜之间的关系。但是 CT 诊断脊髓栓系综合征的敏感性和可靠性不如 MRI。

六、脊髓栓系综合征的治疗方式有哪些?

目前最有效的治疗方法是手术治疗。

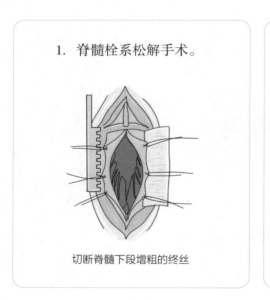

1. 脊髓栓系松解手术。

切断脊髓下段增粗的终丝

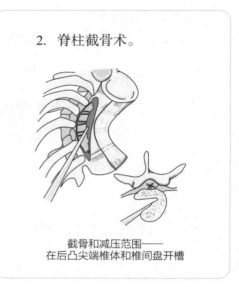

2. 脊柱截骨术。

截骨和减压范围——
在后凸尖端椎体和椎间盘开槽

七、脊髓栓系综合征的手术预后如何?

发病早、手术早的患者大多可治愈；病情严重、治疗晚的患者可能会出现不同程度的并发症，如感觉运动障碍、大小便功能障碍等。

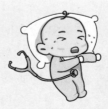

新生儿检查

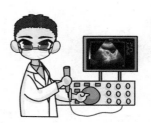

八、脊髓栓系综合征孕检能排查吗?

可以。但是早期不容易查出;在 16 ~ 20 周进行唐氏筛查或在 18 ~ 24 周进行四维彩超的检查能排查。

九、脊髓栓系综合征可以预防吗?

可以预防。

1. 研究表明,脊髓栓系综合征可能与母亲孕期叶酸等营养素缺乏有关,所以建议提前备孕,孕前 3 个月开始服用叶酸至孕早期 3 个月结束,均衡营养。

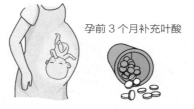

孕前 3 个月补充叶酸

2. 按时产检,产前早期诊断。

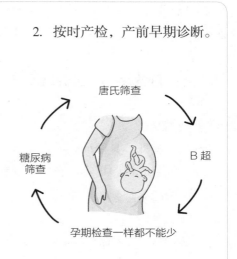

唐氏筛查

B 超

糖尿病筛查

孕期检查一样都不能少

十、有脊髓栓系综合征脊膜膨出的患者,应该如何护理膨出物呢?

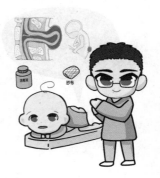

膨出物完整者要保持完好,避免摩擦,防止破损;若膨出组织破损,要清洁、消毒,避免感染,予以保护性敷料覆盖膨出物。

十一、小儿脊髓栓系综合征术后对智力有影响吗?

脊髓栓系综合征本身不会导致智力受影响,但是合并脑积水、脑发育障碍者可能会出现智力问题。

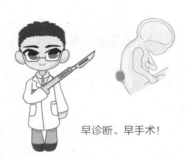

早诊断、早手术!

第二节 入院篇

一、什么情况下需要入院手术?

早诊断、早手术!

目前认为,在患者出现不可逆神经功能损害以前实施手术,可最大程度避免神经功能损害。

二、入院前需要做哪些准备?

(一)物品准备

1. 入院证、身份证(或户口簿)、医保卡。

2. 院前的检验报告、影像学资料等。

3. 换洗衣物、洗漱用品等。

(二)心理准备

手术前患者及其家属需对疾病有一定了解,调整好心态再入院。

第三节　住院篇

一、手术前需要进行怎样的营养准备？

鼓励患者多吃高蛋白、高热量、高维生素的饮食，增强机体的抵抗力。

二、手术前要做怎样的皮肤准备呢？

手术前 2 日，每日用洗必泰（氯己定溶液）清洁手术部位及周围不小于 15cm 的皮肤一次。

三、手术当天可以吃饭吗？具体可以吃些什么？

（一）手术前一晚

在正常饮食后加餐高蛋白营养制剂如蛋白粉、牛奶等，为患者补充能量以降低术中应激反应。

（二）手术前 6 小时

可吃稀饭、馒头等淀粉类固体或饮用牛奶，为患者手术补充能量。

（三）手术前 2 小时

可饮用不超过每千克体重 5ml 的饮料，如白开水、可乐、水、不含渣的果汁及碳水化合物营养制剂等，增加患者舒适度，减少术前口渴、饥饿、烦躁、低血糖等不良反应。为了安抚小儿，进手术室前，可让患者舔食纯水果味不含其他奶制品、巧克力的棒棒糖。

（四）手术后返回病房

成人麻醉清醒后即可咀嚼口香糖，促进胃肠功能恢复；若口渴可饮用温开水 50 ~ 100ml，小儿清醒后可舔食水果味棒棒糖或饮水。

（五）返回病房 2 小时

若饮水无恶心、呕吐、呛咳，可以适量进食稀饭、面条、蒸蛋等流质、半流质易消化饮食，然后逐渐过渡为正常饮食。

四、手术后需要吃大鱼大肉吗?

不需要。手术后饮食同手术前常规饮食,尽量吃清淡、易消化、富含高蛋白、高热量、高维生素的饮食,避免辛辣、刺激饮食,以免对胃肠道消化功能产生影响。

五、住院期间有哪些注意事项?

(一)体位

侧卧位或俯卧位,防止局部受压;有脑脊液漏者应俯卧位。

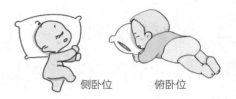

侧卧位　　　　俯卧位

(二)瘫痪护理

1. 密切观察下肢的肌力情况。

肌力分级标准

级别	名称	判定标准	与正常肌力的百分比 /100%
0	零	完全瘫痪,不能做任何自由运动	0
1	极差	可见肌肉轻微收缩	10
2	差	肢体能在床上平行移动(消除重力)	25
3	尚可	对抗重力下可全关节范围活动,但不能抗阻	50
4	良好	能对抗重力,并能抗一定阻力	75
5	正常	肌力正常,运动自如	100

2. 协助患者翻身,必要时在骨隆突处贴防压力性损伤膜或垫海绵垫,防止压力性损伤形成。

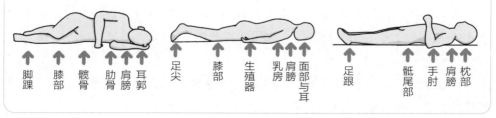

脚踝　膝部　髋骨　肋骨　肩膀　耳郭　　足尖　膝部　生殖器　乳房　肩膀　面部与耳　　足跟　骶尾部　手肘　肩膀　枕部

3. 协助进行肢体功能锻炼，以防止失用性萎缩和畸形。

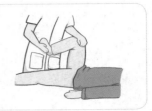

（三）神经营养性溃疡的护理

神经营养性溃疡为神经系统疾病所引起，因支配某区域皮肤组织的神经发生病变，皮肤感觉迟钝或完全丧失，从而失去自我保护功能，受到外力损伤后形成的溃疡。

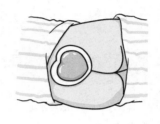

神经营养性溃疡的创面局部每日换药 1 ~ 2 次，污染时随时更换，促进创面愈合；可遵医嘱使用神经营养性药物。

（四）安全护理

肢体活动障碍者勿单独外出，尽量穿平底软鞋，以免发生摔伤等意外；避免使用热水袋或冰袋等，以防止烫伤或冻伤；婴幼儿要加用床挡，家长离开床旁时，要由其他人协助看护，防止坠床发生；床旁不能摆放各类利器，防止发生意外。

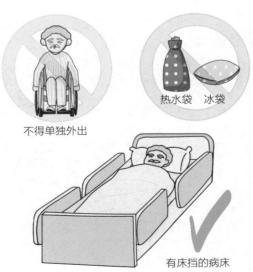

不得单独外出　　热水袋　冰袋

有床挡的病床

六、如何护理手术后伤口？

保持伤口敷料清洁、干燥、无污染；污染的衣裤及时更换；观察伤口敷料有无渗血、渗液，有异常时及时报告医生处理。由于骶尾部伤口位置特殊，敷料易被大小便污染，所以手术后留置尿管的时间可稍微长些，更换敷料时尽量不遮住肛门，避免伤口污染，若有污染需及时更换。

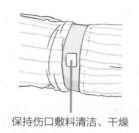

保持伤口敷料清洁、干燥

七、手术后引流管要注意些什么？

1. 引流袋固定于床边，保持引流通畅，避免引流管扭曲、受压、滑脱，经常挤压引流管，防止管内血液凝固造成堵塞。

2. 观察引流液的量、颜色及性状，及时发现出血或脑脊液漏。

3. 如引流液颜色鲜红或混有脑脊液且量多，应立即报告医生进行处理。

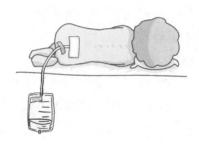

八、手术后疼痛如何护理？

手术后 2 小时，患者饮水无呛咳后，开始服用布洛芬混悬滴剂（美林），每 6 ~ 8 小时一次，一般用药3 日。

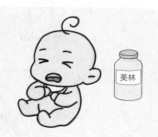

美林

九、手术后有哪些并发症？

1. 神经功能障碍，如运动障碍、感觉障碍、大小便障碍等。

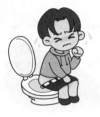

2. 伤口脑脊液漏。

脑脊液漏

3. 伤口愈合不良。

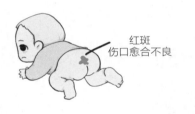

红斑
伤口愈合不良

4. 脑积水。

人家才不是
装水的容器

5. 脊髓再栓系。

十、脊髓栓系综合征大小便障碍者如何做排便训练？

（一）小便功能障碍

通常为尿潴留，训练较复杂，如手法增压、屏气增压等增加膀胱内压的训练方法，以及电刺激、针灸等方法，也可前往泌尿科或专门的康复机构进行排尿训练。对于尿潴留者，为防止感染，可行间断清洁导尿，同时训练神经系统的自主排尿功能。

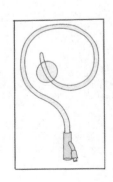

（二）大便功能障碍

多为便秘，可行缩肛训练、盆底肌训练、肛门指力刺激训练等，定时排便，养成规律的排便时间；同时可调整饮食来促进排便，如多进食润肠通便的蔬菜和水果，多饮水，防止大便干燥。必要时使用开塞露等药物治疗。

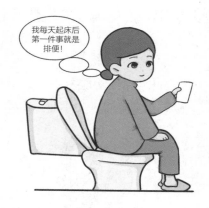

第四节　出院篇

一、要达到什么标准才可以出院?

术后无特殊情况,一般 3 ~ 5 日出院。

二、出院流程是什么?

1. 患者符合出院标准,医生会提前通知患者做好准备。

2. 医生开具出院证,护士办理完成后会送至患者床旁,交代出院后相关注意事项。

3. 前往医院财务处结账、报销后,收拾好物品即可离开。

三、出院后有哪些注意事项?

(一)饮食

宜多进食高热量、高蛋白(鱼、肉、鸡、蛋、牛奶、豆浆),富含维生素的饮食(水果、新鲜蔬菜)。限烟酒,限制浓茶、咖啡、辛辣等刺激性食物。

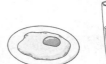

(二)运动和康复锻炼

1. 有肢体运动、感觉障碍者,加强功能锻炼,每日按摩、被动活动肢体 3 次,每次 30 ~ 60 分钟,保持肢体功能位置。

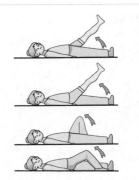

2. 运动障碍者应尽量避免单独外出，以免发生摔伤等意外；截瘫患者，要学会使用轮椅，树立生活的信心，尽早参与社会活动。

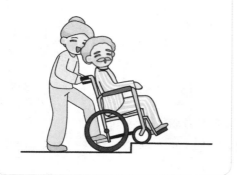

3. 对于长期卧床者，应加强翻身，防止压力性损伤发生。若出现积液、漏液等，应及时就诊。

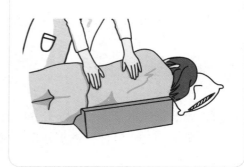

四、手术后多久可以拆线？

手术中使用不可吸收缝线的患者，手术后 2 周到门诊由医生检查伤口后视情况拆线；手术中使用可吸收缝线的患者，无需拆线。

五、出院后还需要复查吗？多久复查一次？

需要。手术后 3 个月复查 MRI，以后每 1～2 年复查一次 MRI。

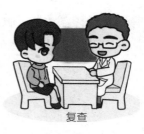

复查

（周良珍　刘闻捷　陈茂君　郑琪翔）

[1] 陈可夫，贾连顺，史建刚. 脊髓栓系综合征病因的研究进展 [J]. 中国矫形外科杂志，2016，24（1）：55-57.

[2] 崔淑静. 脊髓栓系综合征患者的临床特征及治疗方法分析 [J]. 临床合理用药，2019，12（6C）：141-143.

[3] 陈月香，刘安诺，朱桂月，等. 脊髓栓系综合征患者围术期照护者心理感受的质性研究 [J]. 解放军护理杂志，2019，36（6）：8-11.

[4] 周琴，张勇，景世元. 20例小儿脊髓栓系综合征合并脊髓空洞症的围手术期护理 [J]. 当代护士（上旬刊），2018，25（1）：105-106.

[5] 蒋雨秀，谭丽华，韦丽珍，等. 小儿脊髓栓系综合征50例护理体会 [J]. 中外医学研究，2016，14（8）：60-61.

[6] 朱梅. 小儿脊髓栓系综合征38例围术期护理效果分析 [J]. 当代护士，2020，27（24）：62-64.

[7] 童丹，孟凡玲，陈湘云，等. 脊髓栓系综合征行脊髓栓系松解术40例术后护理体会 [J]. 淮海医药，2017，35（3）：350-360.